AF286547

Thorsten Schierhorn

Wie man clean bleibt

Bibliografische Information der Deutschen
Nationalbibliothek
Die Deutsche Nationalbibliothek verzeichnet diese Publikation in der
Deutschen Nationalbibliografie; detaillierte biografische Daten sind im
Internet über http://dnb.d-nb.de abrufbar.

Schierhorn, Thorsten
Wie man clean bleibt

Hamburg 2006/2007

Umschlag: Sebastian Reich

Herstellung und Verlag:
Books on Demand GmbH, Norderstedt

ISBN 978-3-8334-9891-6

Für alle, ohne die ich dieses Buch weder hätte schreiben können noch je geschrieben hätte.

Ich danke Euch!

Inhalt

Vorwort

Es war so gegen Mittag, als plötzlich während der Arbeit mein Handy klingelte. Meine Therapeutin war dran. Ihr sei am Vorabend die Idee gekommen, doch eine Art Fibel zu schreiben darüber, wie man es schaffen kann, nach einer Drogensucht clean zu bleiben. Vielleicht ein Ratgeber als Geschenk für diejenigen, die gerade aus einer stationären Suchttherapie entlassen würden. Das sei doch ein super Einfall, und ich als gelernter Schreiberling könne mich dieser Sache doch annehmen.

Ich hatte selbst so eine stationäre Suchttherapie absolviert, in Bokholt bei Hamburg, ein Jahr zuvor. Drei Monate war ich dort gewesen. Anschließend schloss ich mich einer Selbsthilfegruppe an, die ich kurz vor Bokholt mit ins Leben gerufen hatte. Daneben absolvierte ich eine ambulante Nachsorge mit Gruppe und Einzeln. So hatte ich langsam wieder ins Leben zurück gefunden.

Für die Idee eines Buches war ich sofort Feuer und Flamme. Sofort bildete sich vor meinem geistigen Auge ein Konzept, ein Plan, nach dem ich dieses Buch anschließend tatsächlich geschrieben habe. Zwar hatte ich keine einfachen Regeln parat, die man einfach befolgen muss und dann würde schon alles gutgehen. Auch war und bin ich selbst kein Therapeut. Aber ich bildete mir ein, vieles erst im Anschluss an die Therapie gesehen und begriffen zu haben, was man mir eigentlich schon in Bokholt nahe bringen wollte. Und ich hatte in der Nachsorge, in der Selbsthilfegruppe, in einer Vorbereitungsklinik vor Bokholt und auch privat viel Kontakt zu Menschen, denen es ähnlich ergangen ist. Und auch zu Personen, die gescheitert waren. Was also war bei mir korrekt gelaufen und bei den anderen schief? Was hatten ich und die anderen cleanen Mitklienten richtig gemacht? Was hatten wir begriffen, verinnerlicht? Gab es vielleicht doch ein Rezept, eine „So bleibt man clean"-Strategie?

Und ich weiß heute: ja, die gibt es. Nur leider ist es dabei nicht mit ein paar Verhaltensregeln getan. Sonst könnte man die in den Suchtkliniken ja einfach austeilen, kurz durchsprechen und dann viel Spaß beim drogenfreien Leben. Nein, in Wahrheit hat es etwas mit einer Änderung des Bewusstseins zu tun, der inneren Haltung und Einstellung. Das dämmerte mir zum ersten Mal bei dem Anruf meiner Mit-Klientin Doris schon kurz nach meiner Entlassung. Die lästerte über die Therapeuten, diese hätten wohl so eine Art Gehirnwäsche mit einem betreiben wollen, aber nicht mit ihr, haha, sie habe sich nicht kirre machen lassen.

Diese Worte gingen mir lange im Kopf herum. Und ich dachte: tja, Doris! Was du Gehirnwäsche nennst, war in Wahrheit der Versuch, dein Bewusstsein zu verändern. Deine Einstellung zu deinem Leben, deinen Zielen, zu dir selbst. Bis du damit dein Leben total umkrempelst, denn dein bisheriges Leben hat dich schließlich in eine Suchtklinik geführt. Und da landet ja wohl selten jemand freiwillig, besonders toll schien dein Leben also wohl nicht gewesen zu sein. Aber nein, das hast du nicht begriffen, noch immer willst du das auch gar nicht zulassen, wozu also soll das gut gewesen sein? Gesagt hatte ich ihr das alles nicht, ich hatte schon vorher von einem anderen Mitklienten gehört, dass sie bereits wieder Koks gekauft hatte.

Mit so einer Verweigerungshaltung ging es also nicht, man muss innerlich schon bereit sein, sich selbst in Frage zu stellen und einen neuen Blick auf die Dinge zu wagen. Aber das ist natürlich leichter gesagt als getan. Es ist ja kein Wunder, dass so viele Therapien langfristig so wenig Erfolg haben. Denn wie verändert man mal so eben sein Bewusstsein? Und selbst wenn das gelingen sollte: wie setzt man das im Alltag um? Im geschützten Rahmen der Klinik, da fallen neue Erfahrungen mit der Zeit zunehmend leichter, da werden auch negative Erlebnisse in der Regel gut weggesteckt. Aber deshalb ist man noch lange kein neuer Mensch, wenn man herauskommt. Schon gar nicht, wenn man sich wie Doris dagegen sperrt.

Aber ich musste gestehen, so richtig weitergekommen fühlte ich mich nach der Therapie auch nicht. Noch immer trug ich allerlei depressive Gedanken und Selbstzweifel mit mir herum, die ich mir in jungen Jahren zunächst mit lautem Gepolter und arroganter Attitüde, später mit Drogen erträglich gemacht hatte. Und die waren, aller Therapieerfolge zum Trotz, im Alltag ja nicht weggewischt. Und genauso erging es auch Mitklienten, die vielleicht keine Depressionen hatten, dafür aber andere Schicksale, mangelnde Selbstliebe, Traumata, Gewalterfahrungen. Wie also kriegt man es hin, sein Bewusstsein so zu verändern, dass man zumindest clean bleibt, um sich dieser Probleme annehmen und sie überwinden zu können, anstatt sie einfach wieder mit Drogen zu betäuben und schließlich wieder da zu landen, woher man kam?

Die entscheidende Erfahrung machte ich ein paar Monate nach meiner Bokholt-Zeit. Meine Therapeutin hatte mir „Für immer Nichtraucher" ausgeliehen, Allen Carrs Nachfolgewerk seines Weltbestsellers „Endlich Nichtraucher". Nur sehr widerwillig begann ich das Buch zu lesen. Schließlich hatte ich tief in meinem Innern gar nicht vor, mit dem Rauchen aufzuhören. Im Grunde entwickelte ich eine ähnliche Haltung wie Doris zu Bokholt: was soll das hier werden, eine Art Gehirnwäsche? Will man mich hier umpolen oder wie? Um es kurz zu machen: genauso war es. Durch das Buch änderte sich meine Einstellung; in Bezug aufs Rauchen wurde ich tatsächlich „umgepolt". Und ich bin fest davon überzeugt, genau darin liegt Allen Carrs Erfolgsgeheimnis. Wir alle in Suchtkliniken nahmen ja Drogen nicht aus purem Vergnügen, sondern weil wir uns dazu gezwungen fühlten. Weil wir das Gefühl hatten, wir könnten nicht mehr ohne. Weil uns ein Leben ohne Drogen leer und öde erschien – genauso wie sich Raucher an ihre Zigaretten klammern. Will man sich von dem einen wie von dem anderen lösen, müssen also vor allem diese „Ich will das! Ich brauch' das!"-Gefühle weg. Und wenn das gelingt, würde ich das ohne zu zögern eine Bewusstseinsveränderung nennen. Von mir aus auch Manipulation oder Gehirnwäsche. Ist mir eigentlich egal. Ich weiß nur, ich bin seit zwei Jahren drogenfrei, seit einem Jahr Nichtraucher, und ich fühle mich nicht einen Deut schlechter deswegen. Und ich begann, diese Erfahrung durch das Buch auf meine Erfahrungen aus der Klinik zu übertragen. Wie hatte Allen Carr es geschafft, mir als überzeugtem Raucher nach zwanzig Jahren die Zigaretten auszureden? Warum habe ich auf ihn gehört und auf meine Eltern, Ärzte und zig Freunde nicht? Dieses Prinzip musste sich doch auch auf andere Aspekte meines Lebens übertragen lassen, von denen ich mich abhängig fühlte. Und es musste sich auch auf harte Drogen übertragen lassen.

Dieses zu versuchen war meine Idee, als meine Therapeutin mich anrief und mir von ihrem Fibel-Einfall erzählte. Wo lauern die Gefahren eines Rückfalls? Und wie muss sich das Bewusstsein ändern, wie muss ich diesen Situationen begegnen, um sie erfolgreich zu meistern? Ein paar dieser Überlegungen habe ich aufgeschrieben, und ich bin überzeugt, wenn man diese Erfahrungen auf sich wirken lässt, sie wirklich anzunehmen versucht, sozusagen mit vollem Bewusstsein, dann wird man es schaffen, clean zu bleiben.

Ich wünsche jedem Leser ein tolles, gesundes, spannendes, drogenfreies Leben.

Kapitel 1

Keine Tricks!

Warum Du eine Entscheidung treffen und welche Gefahren Du dabei einkalkulieren musst

Der Zaubertrick

Eines Abends lag ich gelangweilt auf dem Sofa und zappte ziellos durch die Fernsehprogramme. In diesem Moment hielt auf irgendeinem Kanal gerade ein Magier vier Karten in die Kamera und forderte mich auf, mir eine Karte zu merken. Aus dem Augenwinkel fixierte ich mühsam eine der vier Karten und murmelte schläfrig: „Pik Dame." Schon zog der Magier die vier Karten aus dem Bild, machte die üblichen schalen „Simsalabim"-Sprüche und hielt mir mit den Worten „Sehen Sie, Ihre Karte ist weg!" die anderen drei Karten in die Kamera. Keine Pik Dame mehr zu sehen.

Elektrisiert schreckte ich auf. Sofort war ich hellwach. Wie zum Geier hatte er das gemacht? Wieso konnte ein Zauberer irgendwo in Las Vegas, noch dazu in einer Aufzeichnung, wissen, welche Karte ich mir aussuchen würde? Nervös begann ich auf und ab zu laufen. Ich hatte in meiner Jugend selbst eine Zeitlang gezaubert, kannte einige typische Magier-Methoden, aber das war mir unerklärlich. Ich ging ins Bett und wollte schlafen, aber dieser Zauberer wollte mir nicht aus dem Kopf. Mir wurde ganz flau im Magen. „Wie konnte er das wissen?", diese Frage machte mich wahnsinnig.

Irgendwann kam mir ein Gedanke. Nein, des Rätsels Lösung hatte ich immer noch nicht. Aber ich machte mir klar: „Er weiß es nicht. Er kann es gar nicht wissen." Und damit war zumindest schon einmal das flaue Gefühl im Magen beseitigt. Immer noch grübelnd, aber zumindest ohne Bauchgrummeln schlief ich ein.

Beim Grübeln am nächsten Tag kam ich hinter den Trick.

Der Kopf und der Bauch

Was war passiert? Eigentlich nichts Dramatisches, ich war nur einem Magier klassisch auf den Leim gegangen. Natürlich konnte er nicht wissen, welche Karte ich mir merken würde. Rational, also mit kühlem Kopf betrachtet, ist das jedem klar. Aber mein Bauch, sozusagen mein irrationales Ich, mein Gefühl, mein unbewusstes Inneres, signalisierte etwas anderes. Mein Bauch war dermaßen verblüfft, dass es für mich zunächst nur diese eine Erklärung gab: „Der Typ muss es gewusst haben." Ging ja gar nicht anders. Wie anders hätte er denn sonst ...? Kein Wunder, dass ich nicht einschlafen konnte. Zum Einen ist es ja echt kein schöner Gedanke, dass irgendein Zauberer in Amerika bei einer Fernsehaufzeichnung Wochen vor der Ausstrahlung vorhersagen kann, welche Karte ich mir merken würde. Zum Anderen kann ich ihm mit einem solchen Irrglauben kaum auf die Schliche kommen.

Das Ganze war schlicht ein Problem der Formulierung, der Wahrnehmung, oder wie es psychologisch so schön heißt: der Selbstverbalisation. Solange ich mir den Kopf zermarterte, wieso der Kerl meine Gedanken kennt oder sie vielleicht sogar manipulieren kann, solange stand ich auf verlorenem Posten. Solange grübelte ich verzweifelt hin und her, solange konnte ich nicht schlafen. Und schon gar nicht konnte ich ihm auf diese Weise auf die Schliche kommen, stellte ich mit „Wie konnte der Kerl das wissen?" doch die völlig falsche Frage. Erst als mein Verstand wieder das Kommando übernahm, dass es nicht sein kann, dass der Zauberer meine Gedanken kennt, dass es ein Trick sein muss, erst dann regte ich mich wieder ab. Mein Kopf hatte meinem irritierten Bauch sozusagen Entwarnung gegeben. Und konnte sich in Ruhe mit des Rätsels Lösung beschäftigen.

Triff eine Entscheidung!

Dieses Problem zwischen Kopf und Bauch empfinde ich als eines der schwierigsten Probleme auf dem Weg zu einem freien, selbstbestimmten, cleanen Leben. Wenn Du Dich heute am Ende Deiner Therapie fragst, ob Du ab jetzt wirklich clean leben möchtest, wirst Du womöglich wie aus der Pistole geschossen antworten: „Klar!". Und dieser Gedanke fühlt sich klasse an, man fühlt sich wie befreit von all dem Dreck, der die Drogenzeit bestimmte. Man will einfach keine Lügen mehr, keine Einsamkeit, keine Schmerzen. Stattdessen endlich wieder Menschen um einen herum, echte Gefühle, richtige Gespräche. Genauso, wie man es in der Therapie erlebt hat, wenn sie erfolgreich war. Man kann auch ohne Drogen seine Freizeit sinnvoll gestalten. Man kann auch ohne Drogen lustig sein. Man kann auch ohne Drogen Schwierigkeiten überwinden.

Dieses Gefühl ist toll, und es ist echt, und dagegen gibt es auch gar nichts zu sagen. Die Frage ist nur, wer genau da so schnell locker-flockig „Klar!" gerufen hat. Der Kopf oder der Bauch? Dem Kopf ist es nach Monaten der Therapie sonnenklar, dass es sich lohnt, drogenfrei zu leben, dass man es schaffen will und kann. Genauso wie mir in jener Nacht vor dem Fernseher auch eigentlich klar war, dass dieser Zauberer niemals wissen konnte, welche Karte ich mir merken würde. Nur mein Bauch war davon nicht überzeugt, und schon fühlte ich mich unwohl. Was ist mit Deinem Bauch? Ist auch er wirklich überzeugt davon, dass es ab jetzt für Dich keine Drogen mehr geben muss, geben soll, geben wird? Nie mehr?

Bei der Entscheidung, wirklich und für immer drogenfrei zu leben, muss der Bauch mitspielen. Andernfalls gibt es nur zwei Möglichkeiten: entweder man gibt dem nörgelnden Bauch, der sich noch nicht völlig von den Drogen verabschiedet hat, irgendwann nach und wird rückfällig. Oder man fühlt sich dauernd unwohl wie ich bei diesem vermaledeiten Zaubertrick. Bei Rauchern ist dieses Phänomen prima zu beobachten. Viele hören aus Vernunftsgründen auf, sozusagen weil es der Kopf so entschieden hat. Rauchen ist schließlich ungesund, teuer und überhaupt bäh. Was also soll der Quatsch? Soweit, so gut. Warum aber sind dann so viele Ex-Raucher ungenießbar? Maulen jeden an, der in ihrer Umgebung raucht. Müssen jedem Raucher ungefragt und überschwänglich erzählen, wie unendlich viel besser es ihnen jetzt doch ginge. Und warum bloß werden so viele, teilweise selbst nach Jahren noch, plötzlich rückfällig und beginnen wieder zu rauchen?

Meine Erklärung hierfür ist: der Kopf hat sich für's Aufhören entschieden, aber der Bauch hat eigentlich niemals richtig mitgespielt. Er blieb bei seiner Meinung, dass Rauchen doch auch etwas Beruhigendes hat, etwas Geselliges, dass es die Kreativität anregt oder manchmal eben einfach dazugehört wie eine Portion Sahne auf einem Stück Pflaumenkuchen. Damit unterliegt er zwar genauso einer Illusion wie mein Bauch bei diesem Magier und seinem Kartentrick. Aber das reicht völlig, um sich unwohl zu fühlen. Denn solange der Bauch nicht auch davon überzeugt ist, dass Rauchen Quatsch ist, solange muss der arme Ex-Raucher dauernd gegen ihn anarbeiten: Raucher aus seiner Nähe vertreiben, sich des eigenen Wohlbefindens versichern – oder eben irgendwann aufgeben und wieder rauchen.

Die Schlange Kaa

Wenn Du also eine Entscheidung triffst, dann muss Dein Bauch mit ins Boot. Denn Du hast einen langen Weg vor Dir. Dabei wird es genügend Situationen geben, in denen Du unsicher werden wirst mit Deiner Entscheidung. Spätestens dann, wenn sich Dein Suchtgedächtnis wieder meldet. Dein Suchtgedächtnis ist wie der Bauch des Ex-Rauchers, der vom Nicht-Rauchen nicht überzeugt ist. Der macht Schwierigkeiten. Der will wieder rauchen. Der will dem Kopf, der den Entschluss zum Nicht-Rauchen gefasst hat, ein Schnippchen schlagen. Und Dein Suchtgedächtnis wird von Dir fordern: Nimm wieder Drogen.

Ich stelle mir das Suchtgedächtnis immer wie die Schlange Kaa aus dem Walt-Disney-Film „Das Dschungelbuch" vor. Die hypnotisiert mit flimmernden Augen das Menschenkind Mogli. Und mit süßlicher Stimme singt sie dabei: „Hör auf mich – glaube mir. Augen zu – vertraue mir" Irgendwann ist Mogli völlig übermannt von ihrer Raffinesse, von ihrer Stimme und ihren Augen, dass Kaa ihn umschlängeln kann, bis ihm beinahe die Luft wegbleibt.

Genau so geht das Suchtgedächtnis vor. Ganz langsam wie Kaa schleicht es sich an, sanft und säuselnd, und eigentlich will es nur genauso eine Illusion verkaufen wie der Magier im Fernsehen. Dessen Illusion, die mich so unruhig machte, lautete: „Ich weiß, was Du denkst." Aber mal ehrlich, wieviele Tricks haben wir schon gesehen, in denen ein Magier die Karte herausgefunden hatte, die sich ein Zuschauer aussuchen sollte? Von solchen Tricks gibt es weit mehr als diese eine Fernsehversion. Vermutlich gibt es Dutzende, die eben genau diese Illusion vorgaukeln.

Aber genauso wie die Magier hat eben auch das Suchtgedächtnis, hat auch die Schlange Kaa ein paar verdammt gute und verdammt viele Tricks auf Lager, um ihre Illusion an den Mann zu bringen. Nur dass hier die Botschaft lautet: „Mit Drogen ist Dein Leben schöner." Und will man ihren Verführungskünsten widerstehen, muss auch der Bauch überzeugt sein davon, dass Kaa mit Tricks arbeitet, dass auch ihre Botschaft eben nur eine Illusion ist. Aber wieviele sind auf diese Tricks schon hereingefallen? Ganz einfach: alle, die nach einer Therapie rückfällig wurden.

Wenn Du also wirklich clean bleiben willst, mache Dir eines klar: irgendwann wird die Schlange Kaa kommen. Und wenn Du sie vertreibst, wenn Du standhaft bleibst, kommt sie wieder. Vielleicht in anderer Gestalt, vielleicht in einem ganz harmlosen Moment, aber sie kommt. Immer und immer wieder.

Aber wenn Deinem Bauch genauso klar ist wie Deinem Kopf, dass Du wirklich clean leben willst und kannst, dann bleiben es nur hohle Tricks. Denn Du brauchst genauso wenig Drogen wie der Zauberer meine Gedanken lesen konnte. Er hatte einfach drei völlig andere Karten in die Kamera gehalten, keine einzige war eine der vier zunächst gezeigten. Aber weil ich nur auf die Pik Dame geachtet hatte, war mir das einfach nicht aufgefallen. Hätte ich mir eine andere gemerkt, wäre die ebenso weg gewesen – und ich ebenso verblüfft.

Und mit ähnlich billigen Tricks arbeitet auch Dein Suchtgedächtnis, arbeitet die Schlange Kaa. Sie wird Dich in Situationen bringen, in denen Du für einen Moment das Gefühl haben wirst, dass Dir jetzt nur noch die Flucht zurück in die Drogen bleibt. Aber wenn Dein Bauch weiß, es ist nur eine Illusion, wirst Du die Nerven behalten, und dann kannst Du tatsächlich ruhig und in Frieden drogenfrei leben. Also schauen wir uns ein paar der gängigsten Rückfallgründe an, um zu sehen, an welcher Stelle der Bauch reinfallen könnte. Und welche Tricks Du dagegen aufbieten kannst.

Kapitel 2

Kein Quatsch!

Womit Du Dich gar nicht erst abplagen brauchst

Der Spalt in der Tür

Wenn eine Entscheidung contra Drogen gefallen ist, zumindest mit dem Kopf, dafür aber so ehrlich und aufrichtig wie möglich, dann konzentriere Dich auch gefälligst auf Dein Ziel: nämlich clean zu leben und zu bleiben. Andernfalls könntest Du gleich über Kaas allererstem Verbündeten strauchlen: Dich selbst! Das ist deshalb besonders gemein, weil Du mit Dir selbst als Gegner überhaupt nicht gerechnet hast. Aber schon bei der Entscheidung, ob es mit oder ohne Drogen weitergehen soll, stellen sich viele klammheimlich ein Bein, ohne es zu merken. So wie Hagen.

Hagen lernte ich in der Therapie kennen. Wir hatten viele gemeinsame Interessen, vor allem lästerten wir gern über die kleinen Schwächen unserer Mitpatienten, und so freundeten wir uns schnell an. Hagen war ein Therapie-Profi, zwanzig Jahre harte Drogenkarriere, immer wieder Ausstiegsversuche, immer wieder Rückfall. Wieder einmal hatte er für sich beschlossen, diesmal solle es klappen. Doch dann ereignete sich eine kleine, scheinbar bedeutungslose Anekdote. Aber im Nachhinein wird mir daran klar, dass diese kleine unscheinbare Geschichte das erste Anzeichen dafür war, dass nur der Kopf bereit war für ein drogenfreies Leben. Sein Bauch aber ließ sich bereitwillig vom Gesang der Schlange Kaa einschnüren.

In der Klinik hatten die Patienten, außer beim Mittagessen, für das eine Köchin zuständig war, die Aufsicht über die Küche. Hierfür wurde aus deren Kreis jede Woche der „Küchen-Verantwortliche" bestimmt, kurz KV genannt. Der KV sorgte für das Frühstück und Abendessen, und manchmal stellte er noch ein paar Reste bereit, falls jemand noch später am Abend Hunger bekam. Die Küche war ansonsten verschlossen. Dann gab es nur noch den Kühlschrank im Esszimmer, in dem jeder private Lebensmittel unterbringen konnte.

Hagen machte regen Gebrauch davon. Er war ein leidenschaftlicher Spät-Esser, hortete zig Joghurts in diesem Kühlschrank, davor machte er sich über die offen liegenden Toasts her. Eines Tages aber tuschelte ihm jemand ein Geheimnis zu: Der Schlüssel, mit dem der KV die Küche auf- und abschließt, passe gleichzeitig zur Vorratskammer im Keller. Hagen war elektrisiert. Gleich am nächsten Abend machte er sich an den aktuellen KV heran, ein harmloser Tunichtgut, der Angst hatte vor Hagens massiger Gestalt und herrischem Auftreten. Ohne weitere Erklärungen forderte Hagen die Herausgabe des KV-Schlüssels und machte sich von dannen. Minuten später gab er den Schlüssel an den verwunderten KV zurück und verbat sich jede Nachfrage. Als er mir später sein seltsames Verhalten erklärte, war ich vor allem amüsiert. Sicher, sein Gang in die Vorratskammer war nicht hochgradig kriminell. Aber verboten war es dennoch, und Diebstahl sowieso. Und das nur wegen ein paar Lebensmittel? Weil Hagen lieber Schwarzbrot wollte anstatt Toast? „Die verdienen hier soviel an uns, da könnte die Küche eh ein bisschen besser sein", belehrte er mich. Und überhaupt: „An einem bisschen Schwarzbrot wird es ja wohl nicht scheitern." So oder so ähnlich rechtfertigte sich Hagen.

Ohne es zu bemerken, war er – noch während der Therapie, obwohl noch clean – gleich in die allererste Falle getappt. Ich nenne diese Falle „Der Spalt in der Tür". Bislang war Hagen prima ohne Schwarzbrot am Abend ausgekommen. Vielleicht hatte er sich dann und wann etwas Schwarzbrot gewünscht, vielleicht hingen ihm hier und da der ewige Toast und die zig Joghurts zum Hals raus, aber alles in allem war das kein allzu großes Problem. Und schließlich sollte es während einer Therapie Wichtigeres geben als die Speisenauswahl kurz vor Mitternacht. Fand wohl auch Hagen – bis er hinter das Geheimnis des Schlüssels kam. Nun plötzlich lockte Schwarzbrot am Horizont, nur mit einer vermeintlich klitzekleinen, harmlosen Trickserei erreichbar. Das war der Spalt in der Tür, und ohne zu zögern stellte Hagen seinen Fuß hinein. Ist ja nur Schwarzbrot!

Nur Schwarzbrot? Ich habe mir mal ausgemalt, was wohl gewesen wäre, hätte man ihm den Schlüssel nicht gegeben. Hagen hätte über kurz oder lang gezetert und gebettelt und gedroht. Allein die Vorstellung, sonst vielleicht weiter „nur" Toast und Joghurt für seinen Mitternachtssnack zur Verfügung zu haben, hätte ihn wahnsinnig gemacht. Plötzlich schien er das Gefühl zu haben, ohne diese geklauten Scheiben Schwarzbrot nicht mehr leben zu können. Am Ende wäre er wegen des Diebstahls damals beinahe aus der Therapie rausgeflogen. Was er dann wohl gedacht hätte. „Die spinnen, mich rauszuschmeißen nur wegen Schwarzbrot." Nur Schwarzbrot? Nein, es geht um das Prinzip, dass Hagen durch jeden Türspalt durchspazieren will, sobald er ihn erblickt. Auch wenn er bislang vor der Tür gut klargekommen ist. So wie ohne Schwarzbrot.

Knapp ein Jahr nach der Therapie traf ich mich mit Hagen zum gemeinsamen Fußballgucken, Eröffnungsspiel der WM 2006. Hagen hatte inzwischen drei Rückfälle plus Entgiftung hinter sich, nun war er endlich in einer Clean-WG an- und untergekommen. In der Kneipe, in der wir das Spiel sahen, bestellte er erstmal Bier, später Wodka-Cola. Auf meine Frage, was das solle, rechnete er mir vor: „In der Clean-WG machen sie samstags immer erst um 14 Uhr Urinprobe, das ist ab jetzt noch knapp 20 Stunden hin. Ich kann also bis zwei Promille trinken, um alles wieder abzubauen bis dahin." Da war er wieder, der Spalt in der Tür. Hagen ging es nicht darum, nach den Regeln der Clean-WG zu leben, sondern sich die Freiräume zu nehmen, die ihm seiner Meinung nach zustanden. Alkohol sei nicht sein Problem, beschied er damals. Mag sein, dachte ich, aber was würde passieren, wenn ihm in irgendeiner Situation Drogen als der einzige Ausweg erscheinen würden? Ausgerechnet in *diesen* Türspalt soll ausgerechnet Hagen ausgerechnet dann einmal *nicht* den Fuß stellen? Wenn er schon an der Frage „Schwarzbrot oder nicht" gescheitert war?

Beim WM-Viertelfinale habe ich Hagen zum letzten Mal gesehen, seitdem ist er verschwunden.

Nebelkerzen

Auch Frank hatte ich irgendwann einfach nicht mehr wiedergesehen. Frank war ein Mitglied meiner Selbsthilfegruppe, die ich zusammen mit ein paar anderen mehr so aus Zufall ins

Leben gerufen hatte. Genauso wie ich nörgelte auch Frank dauernd deprimiert am Leben herum: alles sei so langweilig, er müsse sich zu jedem kleinsten Scheiß mühsam aufraffen, er wisse nicht wohin im Leben. Aus meiner Sicht, so von außen betrachtet, war sein Gejammer völlig überflüssig. Frank hatte eine tolle Freundin, er hatte als Kindererzieher nicht nur einen festen, sondern auch einen interessanten Job, er hatte Hobbys und dauernd etwas zu tun. Aber wie das mit Wahrnehmung von außen und der selbst gefühlten Realität eben so ist ...

Eines Tages erzählte uns Frank, er habe beim Aufräumen ein Stückchen Haschisch gefunden, das ihm da wohl irgendwann „früher" hingerutscht sei. Und das habe bei ihm eine große Unruhe ausgelöst. Kein Wunder: wie sich im weiteren Verlauf herausstellte, hatte er dieses gefundene Piece ja auch keinesfalls anschließend weggeworfen, sondern versteckt. Und seine Unruhe bestand hauptsächlich in der Frage, warum er das alles seiner Freundin verheimliche und was das wohl zu bedeuten habe. Und über diese Frage wollte er mit uns doch tatsächlich diskutieren.

Wir sahen Frank erstaunt an. Man musste nun wirklich kein ausgebildeter Psychologe sein, um zu begreifen, was da gerade passierte. Frank hatte mit dem Dope nicht nur einen Spalt in der Tür entdeckt, auch war er freudestrahlend sofort in den Raum hinter dieser Tür hineingelaufen. Aber anstatt sich auf das zu konzentrieren, auf was es ankam, nämlich weiter auf seinem cleanen Kurs zu bleiben, mit anderen Worten: den Raum gefälligst schnellstens wieder zu verlassen, stattdessen warf er Nebelkerzen. Denn die Frage, was das wohl bedeuten solle, war sonnenklar. Und es hätte einen ganz einfachen Weg wieder hinaus aus diesem Raum gegeben: zu seiner Freundin zu gehen, die seine Drogengeschichte schließlich kannte und entsprechend aufmerksam war. Der hätte Frank das Piece geben können, man hätte es weggeworfen, und damit weiter im Text. Diese simple Lösung aber verbat sich Frank: „Dann wäre sie bloß sauer und misstrauisch." Und mit einem sehnsüchtigen Tonfall fügte er an: „Und der Shit wäre auch weg." Um dann wieder seine Nebelkerzen hervorzuholen: „Und nun frage ich mich: bereite ich da einen Rückfall vor? Macht es mir vielleicht Spaß, mit der Gefahr zu spielen? Symbolisiert das eine heimliche Unzufriedenheit?"

Im Nachhinein betrachtet ist mir eines klar: die Antworten auf alle diese Fragen sind völlig schnurzpiepegal. Natürlich hätten wir jetzt lang und breit darüber diskutieren können. Haben wir vielleicht sogar, weiß ich nicht mehr genau. Aber Tatsache ist: Frank hatte sich doch eigentlich entschieden, drogenfrei zu leben. Und da gehört ein verstecktes Piece irgendwie nicht dazu, welche Gründe auch immer dahinter stecken mochten. Wenn er sich also weiter ein frohes, schönes, drogenfreies Leben machen wollte, hätte er es ungerührt seiner Freundin zur Vernichtung geben können. Der Umstand, dass er es nicht tat, zeigt nur, dass seine Entscheidung wohl doch nicht so endgültig gewesen war.

Zwei Monate später stieg Frank aus der Gruppe aus, genauer: er kam einfach nicht wieder. Zwei Mitstreitern hatte er wenigstens noch telefonisch abgesagt. Er würde jetzt wieder kiffen und fühle sich irgendwie auch viel besser damit, danke und tschüß. Nach diesem Abgang fielen mir wieder das Stückchen Dope ein und seine Nebelkerzen. Wie absehbar, wie offensichtlich manchmal doch alles ist, dachte ich damals. Nicht ahnend, dass ich selbst schon bald in eine ähnliche Situation geraten würde.

Die Telefonnummer

Mein Handy zeigte an: Speicher voll. Die Kapazität von 100 Telefonnummern sei erreicht. Also legte ich mich gemütlich aufs Sofa, um mal zu sehen, was für Karteileichen ich denn da tagtäglich mit mir herumschleppe, wen ich für neue Nummern problemlos opfern könne. Ein paar alte Arbeitskollegen, zwei, drei Party-Bekanntschaften – ich kam zügig voran. Doch plötzlich fand ich unter „T" den Eintrag „Teetrinkerin". Unter diesem Namen hatte ich meine Dealerin abgespeichert gehabt. „Teetrinkerin" deshalb, weil ich erstens ihren Namen gar nicht kannte, weil den Eintrag „Dealerin" jemand hätte bemerken können, und weil sie mir mal erzählt hatte, dass sie Haschisch normalerweise nicht raucht, sondern in Tee aufgelöst trinkt.

Ich war zu diesem Zeitpunkt seit über eineinhalb Jahren clean, ich hatte fast zwei Jahre diese Nummer nicht mehr angerufen. Vielleicht stimmte sie schon gar nicht mehr, vielleicht gehörte sie längst jemand anderem, auch egal, ich hatte ja keinerlei

Anlass, sie zu wählen. Aber löschen wollte ich sie irgendwie auch nicht. Schon der bloße Gedanke daran jagte mir einen unangenehmen Schauer über den Rücken. Ich erinnerte mich daran, wie ich manchmal nervös losgefahren war, um Drogen zu kaufen, und dann war an den einschlägigen Plätzen plötzlich niemand da. Oder die Polizei kam jede Minute vorbei. Meine Gier stieg in solchen Momenten ins scheinbar Unermessliche, ich hatte das Gefühl, ich würde jedem Dahergelaufenen alles geben, wenn ich nur endlich etwas Dope kaufen dürfte. War ich vielleicht noch mit dem halbwegs entspannten Gedanken losgefahren „Könntest ja einen rauchen heute abend", war es in diesen Momenten mit jeglicher entspannten Haltung vorbei.

Das war zwar Vergangenheit. Aber mein Suchtgedächtnis nutzte diesen Augenblick für eine besonders pfiffige Theorie. Was wäre denn, säuselte mir die Schlange Kaa sozusagen ins Ohr, wenn sich irgendwann einmal leiser Suchtdruck melden würde? Wann bekäme ich den denn wohl eher wieder in den Griff? Mit einem entspannten Blick auf das Handy und dem beruhigenden Gedanken „Ich könnte ja, aber ich will nicht!?" Oder etwa, wenn das alte Panikgefühl wieder hochkommt nach dem Motto: „Ich würde gern, aber ich wüsste im Augenblick nicht einmal, woher etwas bekommen"? Wann würde die Gier wohl unkontrollierbarer? Prompt tappte ich in diese Falle hinein und beließ die Nummer in meinem Handy.

Diese verschrobene Was-wäre-wenn-Theorie versuchte ich Tage später auch meiner Therapiegruppe aufzuschwatzen, der ich von diesem Vorfall erzählte. Aber genauso wie ich von außen betrachtet Franks Nebelkerzen durchschaut hatte, pflückten mich meine Mitklienten zielsicher auseinander. Dieser theoretische Fall würde doch sowieso nie eintreten, wenn ich mich endgültig entschieden hätte, bekam ich zu hören. Soweit her konnte es mit meinem Vorsatz des cleanen Lebens dann ja wohl nicht sein. Die Therapeutin dagegen meinte nur, Nummer oder nicht sei ihr vollkommen egal, ich solle mich aber endlich mal auf das konzentrieren, was ich wirklich will. Und verwinkelte Theorien, wie ich mich wohl fühlen würde ... im Falle dass ... und was wäre dann ... – das alles würde mich keinen Schritt weiterbringen.

Beleidigt, dass wir jetzt nicht lang und breit über diese überflüssige Theorie diskutierten, löschte ich schließlich demonstrativ die Nummer. Dabei lief mir zwar ein kühler Schauer über den Rücken, aber die anderen sollten recht behalten. Die Frage Nummer oder nicht war nur ein Spalt in der Tür, eine Nebelkerze, ein Trick von Kaa, mich davon abzuhalten, um was es für mich eigentlich ging. Und das war eben nicht die Bohne die Frage, ob ich im Falle eines Rückfallgedankens besser bereits eine Telefonnummer habe oder nicht. Sondern was zu tun ist, wo ich hin will, was ich mir wünsche, was ich machen muss, um gar nicht erst Rückfallgedanken zu haben.

Brennende Schiffe

Als sich der spanische Konquistador Hernán Cortés 1519 aufmachte, das Aztekenreich zu erobern, ließ er aus Angst vor Desertation seine Schiffe versenken. Seine rund 300 Soldaten sollten sich auf ihre Aufgabe konzentrieren und gar nicht erst auf die Idee kommen können, abzuhauen und einfach nach Spanien zurückzusegeln.

Diese Anekdote erzählte mir ein Mitstreiter aus meiner Selbsthilfegruppe, nachdem ich von der Diskussion um die Telefonnummer berichtet hatte. Und mir wurde klar, dass ich auch genau das getan hatte. Die Nummer im Handy ist wie eines der Cortés-Schiffe. Vielleicht hätte ich sie tatsächlich nie gebraucht, nie genutzt. Aber schon ihre bloße Existenz lenkt mich ab von dem eigentlichen Ziel, nämlich frei nach meinen Vorstellungen zu leben. Und mehr: sie frisst auch noch meine Energie. Ich hatte mich ja lang und breit damit beschäftigt, was das wohl zu bedeuten habe, warum ich das wohl tue, was wäre wenn. Dieselben Nebelkerzen wie von Frank, hauptsache schön herumphilosophieren und sich nicht aufs Wesentliche konzentrieren.

Schluss mit solchem Quatsch! Es ist völlig egal, ob das Verweigern von Schwarzbrot Hagens Leben unzulässig einschränkt. Es geht für ihn darum, sich nicht von jedem Spalt in der Tür verrückt machen zu lassen. Es ist völlig offensichtlich, warum Frank seiner Freundin nichts von dem gefundenen Stück Haschisch erzählte. Es geht für ihn darum, die Tür zuzumachen. Es war völlig nutzlos, mir eine Theorie zu entwickeln, mit welchem Recht ich wohl die Telefonnummer im Handy behalten dürfe.

Es ist beispielsweise auch völlig egal, ob Du die Schlange Kaa als Bildnis für Dein Suchtgedächtnis vielleicht albern findest. Oder ob Du die Anekdoten in diesem Buch womöglich nicht glaubst. Ob Du zu den Junkies gehörst, die Kiffen nicht für eine „richtige" Sucht halten – und mich deshalb nicht für glaubwürdig. Ob ein anderer Punkt auf Dich vielleicht gerade mal nicht zutrifft. Um all das geht es nicht. Sondern es geht darum, was man Dir vermitteln will. Mühe Dich nicht ab auf solchen Nebenkriegsschauplätzen. Du hast etwas Besseres vor, nämlich zu leben.

Kapitel 3

Keine Überraschungen!

Wie Du Dich auf die ersten Fallen vorbereiten kannst

Die ersten Stunden

Im Nachhinein, jetzt, wo ich den weiteren Werdegang von Mitklienten, Gruppenpartnern und anderen Bekannten erlebt habe, ist es erstaunlich, wie blauäugig viele doch so eine Therapie verlassen. Ehepartner, die während der Therapie über nichts mehr geklagt hatten als über die Eintönigkeit in ihrer Ehe, kehrten ohne weitere Veränderungen nach Hause zurück. Depressive, die mit Drogen ihre Langeweile betäubt hatten, wollten sich erst einmal „ein paar ruhige Tage in den eigenen vier Wänden machen". Es gab Kokser , die erklärten, nach den strengen Regeln einer stationären Einrichtung nun als Erstes mal so richtig die Sau rauslassen zu wollen, wenn auch, so der halbherzige Zusatz, natürlich ohne Drogen.

Nichts an diesen Plänen ist verkehrt oder verwerflich. Niemand kann und darf erwarten, dass sich mit dem Ende einer Therapie von heute auf morgen das ganze Leben ändert. Doch auf den ersten zaghaften Schritten hin zu einem neuen Leben muss man doch als Allererstes darauf achten, nicht wieder in die Drogenfalle zu tappen, sozusagen den Versuchungen der Schlange Kaa zu widerstehen. Denn sonst ist man schließlich schneller wieder im alten Fahrwasser, als man neue Verhaltensweisen etablieren, ein neues Leben aufbauen kann. Aber dieses Problem scheint vielen gar nicht bewusst. Oder sie haben für sich eben doch noch keine eindeutige Entscheidung getroffen. Oder sie sind unglaublich naiv. So wie Lutz.

Lutz sprach mich eines Tages im Café Belvedere im Hamburger Seehaus an. Von einem befreundeten Mitglied meiner Selbsthilfegruppe hatte er erfahren, dass ich in Bokholt gewesen war. Da wolle er auch hin und wie es da denn so sei. So kamen wir ins Gespräch. Er erzählte mir von seiner ersten Therapie, zehn

Monate in Toppenstedt bei Hamburg. Ein Vierteljahr sei das her, jetzt laufe sein Antrag für eine Therapie in Bokholt. Ein Vierteljahr erschien mir nicht gerade eine besonders lange Clean-Phase. Ach was, entgegnete Lutz, er habe es keinen halben Tag ausgehalten. Und als er den Grund dafür erzählte, wusste ich nicht, ob ich lachen oder weinen sollte.

Zehn Monate, nörgelte er, habe er keinen Sex gehabt. Und als er frisch entlassen mit seinem Koffer vor der Tür der Klinik stand, da habe er nur einen Gedanken gehabt: „nun aber." Er reiste nach Hamburg, aber nicht wie geplant in die Clean-WG, die ihn aufnehmen wollte, sondern zog schnurstracks zum Steindamm am Hauptbahnhof, wo die Prostituierten stehen. Als er eine interessante Kandidatin erblickt hatte, sei ihm ein beängstigender Gedanke gekommen. Was, wenn er nicht richtig könnte? Schon in der Klinik habe er beim Onanieren manchmal Erektionsstörungen gehabt. Er dürfe sich doch nicht blamieren, im Gegenteil, er wolle sich doch als Mann beweisen. Also sei er los und habe sich ein paar Tabletten Subutex besorgt. Davon würde er sich keinesfalls berauscht fühlen, nur so zur Nervenberuhigung, erklärte er langatmig. Der übliche Selbstbetrug eines Junkies eben. Doch er hätte selbst merken können, was für ein Unfug diese Erläuterung war. Denn schon im nächsten Satz erzählte er, nun, auf Subutex, habe er gar kein Verlangen mehr gehabt. Eher habe er sich geärgert, so schnell wieder rückfällig geworden zu sein. Aber anstatt konsequenterweise daraufhin die übrigen Tabletten wegzuschmeißen, habe er sie in seinem Strumpf versteckt und sei, nun schon gegen Abend, doch noch Richtung Clean-WG aufgebrochen. Wo die Gruppe natürlich prompt seinen Zustand entlarvt, die Tabletten entdeckt – und Lutz daraufhin sofort wieder rausgeschmissen habe.

Was mich an Lutz' Geschichte am meisten verblüfft, ist, dass er sie erzählte wie eine Abfolge logischer Zusammenhänge. Das eine habe sich für ihn offenbar folgerichtig, zwangsläufig aus dem anderen ergeben. Und das Faszinierende ist: das finde ich auch. Aber gerade deshalb darf er doch nicht so blind in diese Falle hineinlaufen. Lutz plante die Dienste einer Prostituierten in Anspruch zu nehmen, und er machte sich seit längerem schon Sorgen um seine Potenz. Wie, glaubte er, würde beides „in Freiheit" zusammenwirken? Die Panik, die ihn draußen sofort ergriff, und die ihn schnurstracks in den Rückfall führte, war doch keine Überraschung, kein unerwartetes Naturereignis. Damit musste er doch rechnen. Und er hätte in Toppenstedt Zeit und Gelegenheit genug gehabt, seine Erektionsschwierigkeiten anzusprechen. Muss ja nicht gleich in der großen Gruppe sein, aber zu seinem Bezugstherapeuten zum Beispiel müsste er soviel Vertrauen doch aufgebaut haben.

Lutz' Geschichte ist sicher ein extremes Beispiel, und mancher mag über seine Blauäugigkeit schmunzeln. Aber sie zeigt, dass es keinesfalls schaden kann, die ersten Stunden, die ersten Pläne rechtzeitig einmal durchzuspielen. Holt mich jemand ab oder reise ich allein? Was für Gefühle könnten dabei auftreten? Was möchte ich zuerst machen? Was passiert, wenn das plötzlich nicht möglich ist? Möchte ich unter Menschen sein oder lieber allein? Was tue ich, wenn sich meine Meinung ändert? Alles das sind Fragen, mit denen man schon lange vorher Gefahren erkennen und durchspielen kann. Und einen Rückfallkoffer packen.

Ich packe in meinen Koffer ...

Der Rückfallkoffer ist ein Klassiker unter den Maßnahmen, zu denen einem die Therapeuten in einer Drogenklinik raten. Und es ist seltsam, wie wenig dieser Ratschlag beachtet wird. Dabei zeigt die Geschichte von Lutz, dass man ihn möglicherweise schneller braucht als man denkt.

Denn derart zwangsläufig wie von Lutz erzählt und von mir zunächst empfunden ist sein Rückfall natürlich nicht abgelaufen. Selbstverständlich hat es zu jedem Zeitpunkt die Möglichkeit gegeben, der Falle auszuweichen. Wenn schon nicht im Voraus in der Klinik, so hätte er am Steindamm in ein Taxi springen können und sich in die Clean-WG fahren lassen. Er hätte in Toppenstedt oder bei einem bereits entlassenen, vertrauten Mitklienten anrufen können. Suchtberatung, Kirche, Krankenhaus – Lutz hätte genügend andere Anlaufstellen finden können als ausgerechnet einen Subutex-Dealer. Aber seine Angst vor Potenzstörungen verursachte bei ihm Panik, und Panik ist nicht die beste Basis, ruhig zu bleiben und nachzudenken. Was also liegt näher, als das „vorher" in Ruhe zu tun? Jede Schwangere absolviert einen Kurs, um eine Vorstellung davon zu bekommen, was bei einer Geburt auf sie zukommt. Jeder Pilot spielt am Computer zig Unglücksszenarien durch. Polizei und Feuerwehr simulieren regelmäßig Großeinsätze. Und da glauben ausgerechnet wir Junkies, in einer unerwarteten Ausnahmesituation einen kühlen Kopf zu bewahren?

Deshalb kann es auch uns nicht schaden, ein paar mögliche Szenarien vorher durchzuspielen. Die Situationen, die uns Magenschmerzen bereiten, Panik auslösen könnten, dürften uns nach einer erfolgreichen Therapie ja wohl hinlänglich bekannt sein. Was also tue ich, wenn mir mein Partner wieder mit Gewalt droht? Wenn ich vom Chef zur Schnecke gemacht werde? Wenn mich meine Traumfrau oder mein Traummann ablehnen? Kurz: wenn ich auf dem Weg in ein neues Leben Rückschläge erleide? Schließlich ist es kaum anzunehmen, dass das nie passieren wird. Der Rückfallkoffer meint genau einen solchen Plan.

Die Ideallösung in einem solchen Fall wäre natürlich: cool bleiben! Sich selbst klar machen, dass Rückschläge selbstverständlich sind und Drogen keine Lösung. Wenn Kopf und Bauch dieser Selbstverbalisation, diesen Überzeugungen folgen: prima! Dann ist man tatsächlich einen Riesenschritt weiter, weil das alte Schema durchbrochen ist, dieses Bauchgefühl, dass man mit manchen Situationen einfach nicht klarkommt ohne Drogen. Aber was ist, wenn der Bauch doch noch nicht so völlig überzeugt ist? Wenn die Schlange Kaa ihre Chance wittert und die alten Drogengedanken aufkommen? Wenn der Suchtdruck steigt? Eben dann kann es nicht schaden, eine Telefonnummer parat zu haben. Eine Adresse. Einen Menschen zu wissen, bei dem man sich melden kann, der einen versteht, der vielleicht diese Gedanken kennt. Den man im Notfall zutexten kann und sei es um vier Uhr nachts. Es gibt genügend Klienten in einer Drogenklinik, die untereinander solche „Hilfst-du-mir-helfe-ich-dir"-Pakte schließen. Dann darf man sie auch nutzen!

Und derlei Hilfen kann man sich viele vorher organisieren: Verwandte, Ärzte, Frauenhäuser, Pfarrer, Therapeuten – überall wird einem besser geholfen als beim Dealer.

Die Pawlowschen Hunde und ich

Dass in solchen extremen Situationen, in denen man mit Niederlagen, Ängsten, Zurückweisung konfrontiert wird, eine besonders große Rückfallgefahr lauert, dürfte jedem einleuchten, und wie gesagt kann da ein rechtzeitig gepackter Rückfallkoffer nicht schaden. Doch die Schlange Kaa kommt nicht immer gleich mit der großen Keule daher. Manchmal sind es auch nur die kleinen Momente, die kleinen Nadelstiche, die plötzlich eine große Wirkung entfalten. Vor allem wenn sie völlig unerwartet kommen.

Mit solchen Momenten hatte ich vor allem zunächst zu kämpfen, nachdem ich rund ein halbes Jahr nach meiner Drogentherapie auch noch mit dem Rauchen aufgehört hatte. Denn so dankbar ich Allen Carr für sein Werk „Für immer Nichtraucher" bin, mit dem er mich doch tatsächlich vom Rauchen befreit hat – einen Punkt hat er meiner Meinung nach komplett übersehen: den der Konditionierung.

Konditionierung bedeutet, dass ein bestimmter äußerer Reiz eine Körperreaktion auslöst, die mit dem auslösenden Reiz eigentlich gar nicht zu tun hat. Die berühmteste Geschichte, an der man diesen Effekt sehen und verstehen kann, sind die Pawloschen Hunde. Dem Russen Iwan Petrowitsch Pawlow war aufgefallen, dass Hunden in einem Zwinger der Speichel lief, sobald sie die Schritte ihres Besitzers hörten – weil ihnen die Schritte signalisierten: jetzt gibt es Futter. Bei dem Läuten einer Glocke hingegen passierte natürlich nichts. Um den Effekt zu studieren, fing Pawlow an, beim Futtergeben immer eine Glocke zu läuten. Und tatsächlich: schon bald war bei den Hunden ein Speichelfluss zu beobachten, sobald die Glocke ertönte. Dieses Phänomen, bei dem der Körper offenbar lernt, auf bestimmte Einflüsse quasi reflexartig zu reagieren, nannte Pawlow Konditionierung.

Schon an meinem ersten rauchfreien Tag wurde ich von diesem Effekt beinahe überrumpelt. Ich hatte in einer Nacht von Sonntag auf Montag beschlossen, mit dem Rauchen aufzuhören. Euphorisch war ich montags zur Arbeit gegangen und hatte den Tag auch ohne weitere Probleme hinter mich gebracht. Aber als ich nach Hause kam, fing ich urplötzlich vor der Wohnungstür an zu zittern. Denn meistens hatte ich mich, zuhause angekommen, immer erst einmal in Ruhe aufs Sofa oder vor den Computer gesetzt und eine Zigarette geraucht. Das hatte mein Körper offenbar verinnerlicht, und jetzt, nachdem er bereits den ganzen Tag dem Nikotinentzug ausgesetzt war, forderte er das, was er für sein Recht hielt. Und hätte es beinahe bekommen, denn von dieser plötzlichen Nervosität war ich vollkommen überrascht gewesen. Sofort schoss mir der Gedanke durch den Kopf, ob ich den Plan des Nichtrauchens lieber wieder fallen lasse, wenn das ab jetzt mit so viel Stress verbunden ist. Gottlob hatte Allen Carr mich auf das sogenannte Tabakmonster vorbereitet, das in den Tagen des Nikotinentzuges solche krampfhaften Reaktionen hervorrufen würde. So beschloss ich, diesem Tabakmonster artig guten Tag zu sagen, einen Apfel zu essen und die Tage des Entzuges auszusitzen. Und siehe da: ab Mittwoch nahm das Zittern bei der Rückkehr nach Hause auch schon ab.

Aber mit dem Nikotinentzug allein ist es meines Erachtens eben genauso wenig getan wie mit einem anderen Drogenentzug. Die extremen körperlichen Reaktionen, wie man sie ja vor allem beim Heroinentzug durchleidet, mögen vorübergehen. Doch das Phänomen der Konditionierung trifft mich immer mal wieder, völlig überraschend und unvorbereitet. Zum Beispiel habe ich noch heute, nach rund einem Jahr als Nichtraucher, nach wie vor Schwierigkeiten in Kneipen. Einfach so vor einem Getränk zu sitzen, die Arme verschränkt, ohne Gesprächspausen oder Langeweile mit einer Zigarette überspielen zu können, finde ich immer noch irritierend. Auf der anderen Seite: wie könnte es anders sein? Ich habe angefangen zu rauchen, bevor ich in Kneipen überhaupt rein durfte. Und saß dann 20 Jahre lang rauchend drin. Genauso wie die Pawloschen Hunde bei der Glocke denken: „Futter", auf die gleiche Weise denkt mein Körper bei der Atmosphäre einer Kneipe: „Rauchen." Das gleiche Problem habe ich am Computer, an dem ich immer geraucht habe. Oder in Situationen, in denen man gemütlich zusammensitzt, kuschelig auf dem Sofa und denkt: „Jetzt eine Zigarette!". Der Gedanke kommt auch mir immer mal wieder von Zeit zu Zeit.

Der Trost für die Pawlowschen Hunde wie für mich: Auf die gleiche Weise, wie man sie sich antrainiert, kann man die Konditionierung auch wieder verlieren. Ich habe mittlerweile so häufig in Kneipen oder vor dem Computer gesessen ohne zu rauchen, dass auch mein Körper langsam begreift, dass das eine mit dem anderen nicht unbedingt etwas zu tun hat. Und so kann ich mittlerweile auch entspannter darauf reagieren, wenn überraschend eine andere alte Konditionierung zutage tritt. So zum Beispiel neulich, als ich eine S-Bahn verpasste und zehn Minuten auf die nächste warten musste. Urplötzlich war das Zittern wieder da, weil sich mein Körper daran zu erinnern schien, dass ich solche Minuten „damals" als Raucher doch garantiert mit einer Zigarette überbrückt hätte. Da atmete ich nur einmal tief durch, sagte innerlich guten Tag zu der Konditionierung und sah zu, wie ich mir anders die Wartezeit vertreiben könnte. Es war wie bei dem Magier im Fernsehen: sobald ich seinen Trick durchschaut hatte, war die Sache nicht mehr spektakulär. Mittlerweile habe ich sogar einen Sport daraus gemacht, möglichst viele Momente zu entlarven, die ich innerlich offenbar mit dem Rauchen verbinde, ohne dass mir das bislang bewusst gewesen wäre.

Vielleicht also kann es sein, dass Du plötzlich Suchtdruck bekommst, und es steckt gar nichts weiter Dramatisches dahinter als eine simple Konditionierung. Und ein Rückfall würde Dich von diesem Effekt nicht befreien – im Gegenteil, er würde die Konditionierung nur auffrischen. Also auf einen derart billigen Trick solltest Du nun wirklich nicht hereinfallen.

Kapitel 4

Keine Atempause!

Warum es mit Drogenabstinenz allein nicht getan ist

Von hundert auf null

Wie sieht das Leben eines Drogenabhängigen aus? Egal, ob er noch einen Job und eigene vier Wände hat, ob er Schulden hat oder nicht, wieviel an sozialen Kontakten ihm noch geblieben ist: die Droge übernimmt mehr und mehr die Hauptrolle in seinem Leben. Einerseits in seiner Gedankenwelt: wo kriege ich die nächste Dröhnung her? Oder: reicht mein Vorrat noch? Habe ich dafür noch genug Geld? Wie merken meine Eltern, meine Freunde, meine Nachbarn nichts? Hoffentlich ruft keiner an. Solche oder ähnliche Grübeleien kennt wohl jeder von uns, die Gedanken kreisen zunehmend nur noch um die Drogen.

Doch nicht nur im Hirn wird man im Laufe der Zeit von Hauptberuf Junkie. Solche Gedanken nehmen schließlich auch Zeit in Anspruch, von Beschaffung und Vertuschung mal ganz zu schweigen. Wie sagt Leonardo DiCaprio in dem Drogendrama „Jim Carroll – In den Straßen der Bronx" in seiner Rolle als geläuterter Fixer? „Am Ende begreift man, dass Junkie sein letzten Endes auch nur ein Job von neun bis fünf ist". Dieser Satz zeigt die ganze Trostlosigkeit des Junkie-Daseins auf. Kein Wunder, dass so viele ihren Job verlieren oder aufgeben, dass so viele obdachlos werden oder Schulden machen, dass bei jedem nach und nach die sozialen Kontakte immer geringer und freudloser werden, wenn doch die ganze Energie und die Zeit für die Drogen gebraucht werden.

Worauf man sich also tunlichst einstellen sollte vor der Rückkehr aus der Therapie zurück ins reale Leben: Du hast plötzlich verdammt viel Zeit! Und anders als in der Therapie sind da keine Menschen, die Dir vorschreiben, was Du damit am besten anfangen solltest, wann Du frühstücken musst und wann zu Mittag essen, wann Du Dein Zimmer putzt oder Deine Klamotten wäschst, wann Du Dich mit anderen unterhältst und wann Du Musik hören darfst. Wann Du zu Bett gehst und wann Du aufstehst.

Manche beschließen deshalb, sich für die ersten Monate eine Clean-WG zu suchen. Denn dort gibt es Regeln, dort wird Dir im Zweifel gesagt, was wann wie zu tun ist. Und vor allem behältst Du automatisch einen therapeutischen Rahmen mit Gruppen, oft auch Einzeln, in denen Du immer mal wieder überprüfen kannst, wo Du stehst. Einige, wenn auch recht wenige meiner Mitklienten in Bokholt haben diese Möglichkeit genutzt. Und wenn sie nicht wie Hagen gleich nach dem nächsten Spalt in der Tür Ausschau gehalten haben, sondern sich ernsthaft einen Weg zurück ins cleane Leben bahnen wollten, hat es ihnen allen geholfen.

Aber solltest Du wieder allein zurück ins alte Umfeld, dann entscheidest Du über alle Deine Arbeiten und Tätigkeiten plötzlich allein. Und bekanntlich gehört Selbstdisziplin nicht gerade zu den herausragenden Stärken des gewöhnlichen Junkies. Da kann man plötzlich das Gefühl kriegen, man bremst von hundert auf null. Hier lauert also eine Gefahr, die gar nichts zu tun hat mit den Ängsten und Hemmungen, mit den Schmerzen und Niederlagen, die einen vielleicht ursprünglich in die Drogensucht getrieben haben. Diese Rückfallgefahr klingt viel harmloser, ist aber keinesfalls zu unterschätzen: es ist die pure Langeweile!

Natürlich wäre es phantastisch, den geregelten Tagesablauf einer Drogenklinik einfach in den Alltag zu übernehmen. Natürlich kann man sich vornehmen, auch weiterhin werktags pünktlich aufzustehen, regelmäßig zu essen, einzukaufen, Wäsche zu waschen, Behördenkram zu erledigen, anstatt der Therapiegruppen dann eben ein paar Freunde zu treffen oder etwas anderes zu unternehmen. Und auch wer einen Job hat, könnte sich dennoch die Zeit nehmen, über sich und sein Leben nachzudenken, gegebenenfalls mit dem Lebenspartner oder der -partnerin, den Kollegen oder Freunden darüber zu sprechen. Das in die Tat umgesetzt zu bekommen ist natürlich der Idealfall, und ich gratuliere jedem, der das schafft.

Aber es wird immer wieder Momente geben, in denen der Tag einmal nicht so ausgefüllt ist wie man es gerne hätte. Tage, an denen man einmal nicht aus dem Bett kommt. An denen man vielleicht aufräumen müsste, sich aber partout nicht dazu aufraffen kann. An denen sämtlicher Papierkram erledigt und das Fernsehprogramm stinkelangweilig ist. Diese Tage können verdammt lang werden, und da versprechen Drogen allemal Abwechslung und Aufregung. „Natürlich", mag sich da der Kopf denken, „aber das ist zu gefährlich, so hat es schließlich ja auch einmal angefangen, nur mal hier und da, und wohin hat es einen geführt?" Aber der gelangweilte Bauch kann da ziemlich zu drängeln anfangen: „Nur dieses eine Mal noch, morgen ist doch schon wieder verplant, sooo schnell wird man ja nicht wieder gleich abhängig ..." – kommen Dir diese Gedanken irgendwie bekannt vor?

Nun, wo wir uns darauf eingestellt haben, kämen diese Situationen vielleicht nicht mehr so überraschend, und Du wirst hoffentlich nicht gleich dermaßen gierig, dass Dein Bauch, dass die Schlange Kaa die Oberhand gewinnt. Aber je länger die Langeweile andauert, je häufiger sie wiederkommt, desto schwieriger wird es. Denn dann hättest Du immer mehr „auszuhalten" in Deinem Leben, das drogenfreie Dasein erschiene Dir immer unattraktiver, da können selbst abstoßende Erinnerungen an die Drogenzeit schon mal verblassen. Was also ist zu tun? Nun, im akuten Fall, wie in allen Momenten des Suchtdrucks, muss man es zunächst tatsächlich erst einmal „aushalten", zur Not benutze Deinen Rückfallkoffer. Aber es gibt einige simple Kniffe, die solche Momente möglichst selten aufkommen lassen. Weil sie den Tag füllen und ganz nebenbei genau das fördern, woran so viele scheitern: Disziplin.

Terminfragen

Als ich zum ersten Mal im Seehaus auftauchte, um Hilfe zu suchen, nahm mich eine Mitarbeiterin in Empfang. Sie war Psychologin und regelmäßig bei den freien Sprechstunden da, war also sozusagen die erste Anlaufstation im Haus. Nachdem ich kurz erzählt hatte, was mich dorthin treibt, fingen wir an, uns ganz unverbindlich zu unterhalten. Woher ich käme, was ich beruflich machte, was meine Hobbys seien. Darüber wunderte ich mich, draußen warteten schließlich noch andere Hilfesuchende (die dann von anderen betreut wurden) und überhaupt: was sollte das? Ich hatte erwartet, gezielte analytische Fragen gestellt zu bekommen, nach dem Verhältnis zu meinen Eltern vielleicht oder zu Kindheitserinnerungen. Um dann konkret gesagt zu kriegen, was wie jetzt zu geschehen hätte. Vielleicht die Adresse einer Klinik in die Hand zu bekommen.

Nichts davon geschah, stattdessen plätscherte das Gespräch eine Dreiviertelstunde vor sich hin. Ganz nett, dachte ich, aber eben nichts Weltbewegendes. Dann gab mir die Mitarbeiterin einen Termin für ein nächstes Gespräch in der darauffolgenden Woche. Dieses Gespräch fand ich noch verblüffender. Immer noch nichts Tiefschürfendes, stattdessen fragte sie einfach nur, was ich so gemacht hätte die Tage. Freundlich klönten wir übers Fernsehprogramm, über Schwierigkeiten mit dem Aufstehen und ähnliche Allerweltsthemen. Und wieder gab es einen nächsten Termin.

Mit der Zeit, insgesamt ging ich vielleicht drei Monate lang einmal in der Woche dorthin, sprachen wir dann auch über Probleme bei mir und wie es jetzt konkret weitergehen könnte. Es starte bald eine neue Info-Gruppe über Cannabis, da könnte ich mich doch anschließen, ich solle mir mal die eine oder andere Selbsthilfegruppe ansehen, was mit einer Therapie sei. Doch daneben, ganz unmerklich, passierte noch etwas anderes: ich bekam wieder einen Rhythmus in mein Leben. Bis dahin hatte ich ja völlig unbeständig in den Tag hineingelebt. Irgendwann irgendwie aufstehen, Drogenvorrat kontrollieren, etwas zu essen besorgen, den Tag bekifft zu Ende bringen. Die einzigen festen Termine waren Heimspiele des HSV, für die ich eine Dauerkarte besaß. Alles Weitere wurde dann und wann spontan, oft genug aber auch gar nicht erledigt: Hausarbeit, Jobsuche, Kontakt zu Freunden halten. Auch die Hygiene litt zusehends. Es gab Tage, da pendelte ich nur zwischen Bett und Sofa hin und her.

Seit dem Tag, als ich meinen Eltern meine Drogensucht eröffnete und kurz darauf im Seehaus landete, war ich zwar clean. Aber viel ausgefüllter waren meine Tage deshalb noch lange nicht. Im Gegenteil, im nüchternen Zustand erschien mir das Pendeln zwischen Bett und Sofa erst recht öde. Aber aus eigener Kraft mein Leben in die Hand zu nehmen, aktiv zu werden, die Zeit sinnvoll zu füllen bekam ich auch nicht hin. Mit den wöchentlichen Treffen im Seehaus jedoch war schon mal ein fester Termin hinzugekommen. Mit der Info-Gruppe, an der ich bald darauf teilnahm, ein weiterer. Außerdem beriet ich mich mit meinen Eltern regelmäßig, wie es darüberhinaus konkret weitergehen könne. Freunde, denen ich mich anvertraut hatte, fragten nach meinem Befinden. So ganz langsam aber sicher kehrten wieder Fixpunkte, regelmäßige Rituale in mein Leben zurück. Und für Gejammer über die Langeweile, für die Sehnsucht nach den exzessiven Gefühlen auf Droge war zunehmend weniger Zeit.

Selbsthilfegruppen

Ein Fixpunkt, zu dem einem in jeder Suchtklinik dringend geraten wird, ist eine Selbsthilfegruppe. Und die sollte man sich nach Möglichkeit schon während des Klinik-Aufenthalts suchen. Denn sie soll ja zu einem zeitlichen Fixpunkt in der Woche werden, damit man nicht dem Alltagstrott obliegt. Ist das aber schon geschehen, der Alltag schon wieder eingekehrt, wird es natürlich umso schwieriger, sich erst eine zu suchen.

Um von vornherein allen Nörglern und Werfern von Nebelkerzen den Wind aus den Segeln zu nehmen: nein, natürlich schützt eine Selbsthilfegruppe nicht vor Rückfällen. Und mit einem festen Termin allein ist es sicherlich auch nicht getan. Aber eine persönliche Statistik macht mich stutzig. Ich war im Laufe der Wochen mit über vierzig Mitklienten in Bokholt zusammen. Vom Schicksal Einzelner weiß ich nichts, aber darunter sind einige, bei denen ich Haus und Hof darauf wetten würde, dass sie nicht clean geblieben sind. Dann gibt es mehr als genügend, von denen ich weiß, dass sie rückfällig waren. Von denen hatten sich einige eine Selbsthilfegruppe gesucht, andere nicht. Aber: alle, und zwar wirklich alle, die clean geblieben sind, waren in einer solchen Gruppe oder wenigstens in therapeutischer Nachsorge.

Denn der Effekt solcher Gruppen geht weit über den eines festen Termins hinaus. Wie oft kann man es auf stationärer Therapie erleben, dass jemand ganz offensichtlich Quatsch erzählt, sich irgendeinem Selbstbetrug hingibt, vielleicht wie Hagen altes Suchtverhalten an den Tag legt und das mit fadenscheinigen Argumenten wegdiskutiert? So ein Verhalten ist wahrlich nicht nur auf stationärer Therapie zu beobachten, auch im Alltag ist es allgegenwärtig, und das beileibe nicht nur bei Junkies. So gut wie jeder Mensch versucht, die eine oder andere unangenehme Situation zu überspielen oder wegzuquatschen. Das kann die kleine Notlüge sein bei der Schwiegermutter oder das großspurige Auftreten bei einem Flirt. Soweit, so menschlich und harmlos. Nur bei Junkies kann es geradewegs ins Unglück führen, wenn man womöglich schon längst wieder auf dem Weg geradewegs in die Sucht ist und das nicht einmal bemerkt oder bemerken will. Ein paar solcher Mechanismen will ich zu einem späteren Zeitpunkt vorstellen. In jedem Fall haben wir wohl alle auf Therapie erlebt, wie schnell einem eine funktionierende Gruppe solche Flausen austreiben kann. Jemand macht sich ungebührlich an eine oder einen anderen heran? Ein Nächster lügt sich über seine Gefühlslage in die eigene Tasche? Auf einem Zimmer wird heimlich Alkohol gebunkert und dessen Bewohner wissen seltsamerweise von nichts? Wieviele Gruppendiskussionen drehten sich um solche und andere Betrügereien?

Im realen Leben fehlt eine solche Kontrollinstanz, und natürlich ist auch die beste Selbsthilfegruppe keine Staatsanwaltschaft, die bei entsprechendem Verdacht gnadenlos Ermittlungen anstellt und gegebenenfalls Anzeige stellt. Aber die Mitglieder können – genauso wie Deine Mitklienten – mögliche Veränderungen an Dir wahrnehmen und Dich darauf aufmerksam machen. Sie können Dich dazu bewegen, Dir immer mal Deine aktuelle Lage bewusst zu machen, ehe Du blindlings in eine Falle tappst. Und wenn man clever ist, nutzt man diese Chance, die darin liegt. Denn wem nutzt es was, sich selbst zu belügen? Genausowenig wird es einem nutzen, seine Selbsthilfegruppe zu täuschen. Oder einen Therapeuten. Mein eigener Therapeut in Bokholt hatte das einmal sehr schön ausgedrückt. Ich erzählte ihm, dass ich bestimmt in der Lage sei, ihn über das eine oder andere meiner wahren Gefühle zu täuschen, ohne dass er es merken würde. Er blickte versonnen vor sich hin und sagte nur ganz ruhig: „Toll. Und wer hat dann gewonnen?"
Ein weiterer Effekt von Selbsthilfegruppen: man braucht nicht erst lang und breit Gesinnungsgenossen zu suchen, die einen verstehen. Wie oft habe ich erlebt, dass Freunde und Verwandte mit meinen depressiven Tiraden nichts anfangen konnten? Dass

manche meinten, ich solle mich doch einfach am Riemen reißen und das Leben genießen oder ähnlich oberflächliche Ratschläge von sich gaben. Das konnte ich nicht einmal jemanden übel nehmen, aber daran konnte ich sehen, dass ein „Gesunder" solche Mechanismen einfach nicht nachvollziehen kann. Und oftmals fühlte ich mich anschließend noch einsamer und unverstandener als vorher – um mich noch weiter in die Depression und die Drogen zurückzuziehen.

Das heißt nicht, dass jede Gruppe automatisch zu einem passt. Wie in der Klinik gibt es auch in Selbsthilfegruppen Interessante und Langweiler, Nette und Spinner, Schlaue und Doofe. Und sie alle prägen ein allgemeines Gesprächsklima, in dem man sich wohlfühlt oder auch nicht. Deshalb ist auch niemand gezwungen, gleich in die erstbeste Selbsthilfegruppe einzutreten. Auch wenn man ruhig zweimal zu einer hingehen sollte. Denn wie schnell findet man etwas doof, nur um einen Vorwand zu haben, da nicht mehr hinzugehen? Soviel Disziplin sollte schon drin sein. Erst recht, wenn man die richtigen Leute gefunden hat. Dann können Selbsthilfegruppen ein prima Fixpunkt werden, zu dem man sich zwar manchmal aufraffen muss. Aber gerade diese Regelmäßigkeit tut einem Junkie auf lange Sicht gut, und wenn dann noch nette Menschen hinzukommen, die einen verstehen und die einem helfen, mit der einen oder anderen Tücke des Alltags fertig zu werden – umso besser.

Spiel, Sport, Spannung

Neben solchen künstlichen Terminen, die nicht nur den Tag ausfüllen, sondern auch therapeutische Stütze sein sollen, gibt es natürlich genauso für Ex-Junkies einen klassischen Zeitvertreib, wie ihn auch ganz „normale" Zeitgenossen pflegen: ein Hobby. Das ist leichter gesagt als getan. Schließlich verlangt auch ein Hobby nach ebenjener Disziplin, die Junkies doch so ungern an den Tag legen. Und vielfach wurden die Hobbys im Laufe einer Drogenkarriere derart vernachlässigt, dass vieles erst wieder erlernt werden muss, ein Instrument spielen beispielsweise. Außerdem habe ich festgestellt, dass viele Beschäftigungen nur als eine Art Drogenergänzung betrachtet wurden, so nach dem Motto: „Nur auf dem Tripp macht Fernsehen wirklich

Spaß". Was nicht weiter verwunderlich erscheint, fühlt sich der Konsument psychedelischer Drogen doch häufig auf Sinnsuche in abstrakten Gedankengebilden, mit der ein schnödes Hobby kaum mithalten kann.

Aber ist das wirklich so? Es ist doch auffällig, dass vor allem so viele kreative Köpfe mit Drogenproblemen zu kämpfen haben. Offenbar gehen also Drogentripps und z.B. Malen gut zusammen. Und wieviel Musik ist mit Hilfe von Drogen entstanden, und beileibe nicht die schlechteste? Sich selbst fühlen, sich ausdrücken, den Sinn des Lebens ergründen und erklären: was immer man – neben der Verdrängung von Problemen – in den Drogen gesucht hat, scheint man also auch in Musik, Tanz oder bildender Kunst zu finden. Dass das von Jimi Hendrix über Jim Morrison bis Truman Capote vielen nicht gereicht hat, braucht uns dabei nicht zu belasten. Wir suchen ja keinen komplett neuen Lebensinhalt, sondern zunächst nur mal ein Hobby. Und wenn wir uns dabei ein klein wenig selbst finden oder ausdrücken können, umso besser. Also warum nicht mal ausprobieren? Ein Instrument spielen (lernen), Malen, Basteln, Schreiben, Theater spielen, Tanzen: kreative Beschäftigungen gibt es zuhauf, ein kleiner Blick ins Verzeichnis der Volkshochschule kann Wunder wirken.

Das andere große Betätigungsfeld, auf dem man sich tunlichst tummeln sollte, heißt Sport. Keine Angst, ich bin weiß Gott kein Fitnessfanatiker. Ich verstehe nichts von den Endorphinen, die beim Sport ausgeschüttet werden sollen, vor allem angeblich beim Laufen. Ich habe keine Ahnung, welcher Sport gelenkschonender ist oder besser für den Kreislauf und mit was für Argumenten noch alles für Bewegung geworben wird. Denn da gibt es dasselbe Problem wie beim Feldzug gegen das Rauchen: alle Argumente appellieren an meine Vernunft, sie sind rein rational. Sitze ich aber gelangweilt auf dem Sofa, nutzen mir solche Argumente herzlich wenig, denn mein Bauch ist partout gegen das Aufstehen, da hat es der Kopf entsprechend schwer.

Also auch da müssen wir unseren Bauch überzeugen. Und das Schöne ist, dass man beim Sport relativ schnell Erfolge verspürt. Zum Beispiel das tolle Gefühle „hinterher", dass man sich eben doch aufgerafft hat. Die Erfrischung. Die angenehme Erschöpfung. Und hat man es ein paar Tage hintereinander geschafft, sich aufzuraffen, wird man spürbar fitter, energiegeladener. Und davon lässt sich auch zunehmend der Bauch beeindrucken, der sich daraufhin umso leichter überzeugen lässt, sich doch bitte vom Sofa zu erheben und etwas Sport zu treiben. Vor allem aber kann auch der Sport soziale Stütze sein. Turnvereine, Fußballmannschaften, Laufgruppen, Fitnessclubs – überall begegnet man Menschen, mit denen man schon einmal ein Interesse teilt. Mit denen man ins Gespräch kommen kann über die richtige Trainingsmethode, vielleicht aber auch über die beste Taktik, den inneren Schweinehund zu überwinden.

So kann ganz langsam, fast unmerklich, wieder Struktur einziehen in das eigene Leben. Das wird zu Beginn ein bisschen Disziplin erfordern, so einen Rhythmus von Terminen einzuüben. Du wirst auch die Erfahrung von Versuch und Irrtum machen, wenn Du feststellen musst, dass die eine Selbsthilfegruppe oder die andere Sportart vielleicht gar nichts für Dich sind. Solange Du Dir so etwas nicht einredest, um nicht am Ball bleiben zu müssen, ist das völlig normal. Aber nur so kann man die Energie, die sich bislang auf Fragen konzentriert hat wie „Mit welchen Drogen kann ich die Leere in meinem Leben am besten überdecken?", umlenken auf „Wie kann ich mein Leben so sinnvoll und spaßig gestalten, damit ich keine Leere verspüre?". Und nur wenn ich nicht immer etwas „auszuhalten" habe, indem ich permanent meine Drogengedanken in den Griff zu bekommen versuche, sondern mir stattdessen einfach die Zeit mit schönen Dingen vertreibe, nur so macht das Leben Spaß.

Kapitel 5

Keine Hindernisse!

Warum mit dem Ende Deiner Therapie
Deine Therapie nicht zu Ende ist

Eine kurze Atempause

Natürlich weiß ich nicht, was die hauptsächlichen „Themen" in Deiner Therapie gewesen waren. Aber sicherlich werden die Therapeuten mit Dir zusammen eine Art Schlachtplan entwickelt haben, was konkret in Deinem Leben wie zu verändern ist. Auch sie werden Dir wohl eine Selbsthilfegruppe ans Herz gelegt haben. Angemahnt, Du solltest Dir einen sinnvollen Zeitvertreib suchen. Dir konkrete Schritte empfohlen. Nur sind sie bei allen diesen Schlachtplänen auf Dich angewiesen. Was für Probleme haben sie bei Dir gefunden? Was hast Du preisgegeben, was vielleicht verschwiegen? Und vor allem: gibt es vielleicht etwas, das beide Seiten, die Therapeuten und Du, womöglich gar nicht als Problem erkannt haben?

Niklas zum Beispiel hat in der Klinik ständig von seiner Mutter erzählt, wie sie ihn drangsaliere, ihm auf die Nerven ginge, und dass er manchmal richtig Hassgefühle für sie empfinde. Sein Vater kam so gut wie gar nicht zur Sprache. Seine Eltern hätten sich früh getrennt, erzählte Niklas in seinem Lebenslauf, und bis auf ein kurzes Telefonat zum Geburtstag habe er zu seinem Vater keinen sonderlich ausgeprägten persönlichen Kontakt. Und für Niklas schien das auch nicht weiter wichtig, zu dominant waren für ihn die Streitereien mit seiner Mutter. Erst viel später bemerkten wir, dass diese Wahrnehmung nicht ganz stimmte. Niklas' Vater war nämlich ein erfolgreicher Unternehmer gewesen, und weil er sich nicht viel mit seinem Sohn abgab, versuchte dieser ihn mit geschäftlichem Erfolg auf sich aufmerksam zu machen, ihm ein bisschen Stolz auf seinen Sohn zu entlocken. Und diesen Druck, platzte es eines Tages plötzlich aus Niklas heraus, halte er nicht mehr aus. Einerseits verstrickte er sich ständig in halbseidenen Geschäften, oder aber erlitt eine finanzielle Bruchlandung. Und selbst wenn er mal Erfolg hatte, es interessierte seinen Vater sowieso nicht. Seine Mutter verachtete Niklas eigentlich nur, weil sie dieses Dilemma mit ihren ständigen besorgten Nachfragen nur so schonungslos offenbarte.

Was ich damit sagen will: auch Therapeuten und die Mit-Klienten befinden sich auf der Suche nach den Knackpunkten manchmal ziemlich auf dem Holzweg. Und daran trägt niemand eine Schuld, manchmal enthüllen sich die wahren Knackpunkte eben nicht. Aber gerade deshalb ist es notwendig, die großen Parameter in seinem Leben nach einiger Zeit mal in Frage zu stellen, und sei es nur um zu überprüfen, ob man nicht etwas übersehen hat. Gönne Dir also ruhig eine kurze Atempause, um Dich einmal umzusehen und zu hinterfragen. Lebe ich eigentlich mit den richtigen Leuten zusammen, am richtigen Ort? Wir alle haben während der Therapie erlebt, wie wichtig es ist, sich von alten Gewohnheiten und Gegebenheiten zu trennen, wenn es sein muss. Und es wäre fatal, gerade die grundsätzlichen Dingen des Lebens wie Familie, Freunde, Umfeld einfach hinzunehmen, obwohl es vielleicht gerade dort sein muss. Nehmen wir uns doch also die Zeit und sehen uns ein paar dieser großen, scheinbar unumstößlichen Koordinaten unseres Lebens an.

Familienbande

Melanie war nur kurz Mitglied unserer Gruppe, zwei, drei Monate vielleicht, aber sie war schnell unheimlich beliebt. Denn sie war wie eine Mutter zu uns, brachte selbstgebackene Plätzchen mit, kochte vor der Runde Tee für alle und hatte für jeden ein aufmunterndes Wort parat. Sie hatte gerade vor kurzem eine Therapie im DoIt! beendet und suchte nun Anschluss an eine Gruppe, andere Nachsorge nahm sie nicht in Anspruch. Melanies Mutterqualitäten kamen nicht von ungefähr. Sie hatte drei Kinder, zu dieser Zeit alle noch im Vorschulalter, und für die hatte sie die Therapie auch eigentlich gemacht. „Ich wurde auf Speed immer so aggressiv, das wollte ich den Lütten nicht antun", sagte sie einmal und reichte noch eine Runde Plätzchen. In Bokholt wäre sie ein toller KV gewesen, dachte ich bei mir.

Melanie erzählte nie viel von sich. Deshalb fragten wir eines Tages etwas hartnäckiger nach, nachdem ein anderer geäußert hatte, wie sehr er sich Kinder wünsche und wie sehr sie sein Leben bereichern würden. Wieder schwärmte Melanie nur von ihren drei Sprösslingen. Was sie aber immer wieder zum Speed geführt hatte, blieb allen unklar. „Ich komme daneben eben kaum zu meinen eigenen Bedürfnissen", wiegelte Melanie ab. Was die seien, bohrte ich nach, aber darauf hatte Melanie keine rechte Antwort. Ihr fehlten einfach eigene Freunde, vielleicht ein Hobby, meinte sie schließlich.

Eine Woche später erzählte jemand von einem One-Night-Stand am vergangenen Wochenende. Melanie kicherte plötzlich, und auf unsere neugierigen Nachfragen erzählte sie schließlich, dass sie im DoIt! auch eine Affäre gehabt hätte, aber weil das natürlich verboten war, hätten sie sich heimlich an den unmöglichsten Orten getroffen, in der Abstellkammer des Fitnessraums oder der Toilette. Daher weht also der Wind, dachte ich. Melanie hatte es einfach satt, „nur" Hausfrau und Mutter zu sein. Offenbar wollte sie einfach auch mal wieder als Frau angesehen werden, und als sich in der Klinik, fernab von Mann und Kindern, die Gelegenheit bot, ließ sie sich nur allzugern dazu hinreißen. Und sie schien dabei weder ein schlechtes Gewissen zu haben, noch hatte sie es ihrem Mann erzählt. Ob dieses offensichtliche Problem mit ihrer Ehe nicht spätestens durch die Affäre während der Therapie zur Sprache gekommen wäre, wollte ich wissen. Naja, wand Melanie sich, schon, aber was solle sie denn machen? Wenn sie sich von ihrem Mann trenne, wohin mit sich und den Kindern? Wovon sollten sie leben? Und sie fing an, sich die Situation schön zu reden: dass er ja auch sehr lieb sei, nett zu den Kindern, und dass doch alles nur an ihr liege. An ihrem Drogenkonsum und daran, dass sie ihre Wünsche und Gefühle deutlicher äußern müsse. „Na prima", sagte ich, dann könne sie mit der Ehrlichkeit ja gleich mal anfangen und ihm von ihrer Affäre erzählen, wenn da mal nicht Wünsche und Gefühle zum Ausdruck kämen ... Kurz darauf kam sie nicht mehr.

Ich muss häufig an Melanie denken, denn ich kann ihre Zwickmühle gut verstehen. Es war bestimmt auch für ihre Therapeuten und Mitklienten in der Klinik offensichtlich, wo bei Melanie der Hebel anzusetzen war. Aber es ist etwas anderes, ob man ungebunden von vorn anfängt oder mit drei Kindern. Wie groß die Veränderungen wirklich sind, wie viel man auf den Kopf stellen muss. Denn je mehr man aufgibt, desto unschärfer werden die Alternativen. So wie Melanie gesagt hatte: wo solle sie hin? Wovon solle sie leben? Also richtete sie sich ein in ihrer Unzufriedenheit, hat vielleicht weiterhin kleine Affären, nimmt von Zeit zu Zeit wieder Speed und ist ansonsten eben Hausfrau und Mutter.

Bei Sebastian waren die Voraussetzungen ähnlich. Er war liebevoller Familienvater. Wir alle in der Klinik beneideten ihn, wenn am Wochenende seine Frau mit der süßen Tochter zu Besuch kam, und wir rissen uns darum, wer mit der Kleinen spielen durfte, während Sebastian und seine Frau eine Runde ums Haus drehten. In seiner Therapie drehte sich alles hauptsächlich um Sebastians Aggressionen, seine unkontrollierten Ausbrüche, mit denen er die Gruppe ein ums andere Mal in Atem hielt, und er machte gute Fortschritte. Nach einigen Wochen wusste er sich ruhig und kontrolliert, aber dennoch klar und bestimmt zu äußern. Ich war überzeugt, dass er von nun an ein tolles, cleanes, reiches Leben führen werde.

Ich stand mit Sebastian noch einige Zeit über E-Mail in Kontakt, doch eines Tages antwortete er nicht mehr. Von anderen Mit-Klienten hörte ich, dass er nach mehreren heftigen Rückfällen wieder zur Entgiftung in der Klinik wäre. Kaum wieder heraus, sei der nächste Absturz gekommen. So sei das einige Male hin und her gegangen, bis ihm die Erleuchtung gekommen wäre. Vielleicht, fragte er sich, sei er gar nicht der liebe Familienvater, der er selbst so gern wäre. Vielleicht sei er aufgrund seiner eigenen Biographie dazu gar nicht fähig. Und der Druck, der innige Wunsch, dennoch ein harmonisches Familienleben aufzubauen, führe ihn immer wieder zurück zu den Drogen. Und das würde das Gefühl des Versagens nur verschlimmern.

Es muss furchtbar sein, so etwas für sich zu erkennen. Denn es bedeutet, nicht nur für sich selbst Verantwortung zu übernehmen und etwas zu ändern. Sondern seine Entscheidung hätte auch weitreichende Konsequenzen für die Familie. Das Kind würde den Vater nicht mehr zu Hause haben, wie viele Scheidungskinder hätte es keinen spontanen Kontakt mehr zu ihm, sondern nur noch per Telefon oder nach Absprache. Die Frau verlöre ihren Mann. Und auch Sebastian selbst müsse erst einmal wieder von vorn anfangen, wieder lernen, auf eigenen Füßen zu stehen.

Dennoch gab es zu dem Schritt, die Familie zu verlassen, keine ernsthafte Alternative. Es ist zwar verständlich, sich wie Melanie irgendwie mit der Situation zu arrangieren. Doch auf lange Sicht hat sie nicht nur sich, sondern auch dem Mann und den Kindern keinen Gefallen getan. So wie sie es selbst schon gesagt hatte: ihre ständigen Launen werden auf Dauer Spuren hinterlassen bei den Kleinen. Und die Lügen ihrem Mann gegenüber bekommen weder ihm noch ihr. Und mit ein bisschen Zusammenreißen, wie von ihr geplant, ist es nicht getan. Wie viele tragische Familienbande gibt es, die auf Lügen aufgebaut sind oder darauf, dass mindestens einer ständig zurücksteckt, bis es ihn krank macht? Was sollen die Kinder denken, wie sollen sie sich fühlen, wenn sie größer sind und die Drogenabhängigkeit ihrer Mutter erkennen? Und womit kommt wohl Sebastians Tochter auf Dauer besser zurecht? Mit dem Vater, der nicht mehr bei ihr lebt, ihren Alltag unmittelbar mitbekommt, aber dafür unverkrampft und ausgeglichen ist, wenn sie ihn sieht? Oder etwa mit dem Vater, der angesichts des Drucks, den er zuhause empfindet, ständig aggressiv ist und regelmäßig abstürzt?

Der stolze Grieche

Alexandros hatte weder Frau noch Kinder. Dafür Eltern. Und vom ersten Tag an, den Alexandros bei uns in der Klinik verbrachte, ahnten alle, dass diese sein Verhängnis waren.

Alex' Eltern waren aus Griechenland ausgewandert, als er noch ein kleines Kind war. Sein Onkel führte in Deutschland eine erfolgreiche Gastwirtschaft und brauchte Personal. Alex' Mutter hatte nie Deutsch gelernt, sie arbeitete tagein, tagaus in der Küche. Die Männer teilten sich die Arbeit im Restaurant. Alle zusammen, so hatte es Alex geschildert, bildeten eine eigene, verschworene Sippe, die nichts zu tun hatte mit ihren deutschen Mitbürgern. Sie waren ein stolzer griechischer Clan mit eigener Kultur, eigenen Regeln.

In diesem Milieu wuchs Alexandros heran, und da sein Onkel keine eigenen Söhne hatte, war er automatisch als kommender

Clan-Chef auserkoren. Und das hieß: die eigenen Traditionen und Werte zu verteidigen und vor allem die Familie zu schützen. Schon früh prügelte sich Alex mit Klassenkameraden, die etwas gegen seine Schwestern geäußert hatten oder ihm sonstwie zu nahe traten. Irgendwann provozierte er solche Situationen selbst herbei, um bei den Kämpfen seine Stärke und Unabhängigkeit zu demonstrieren. Und sein Leben nahm einen geradezu klassischen Verlauf: besessen von dem Gedanken, seinem Vater und dem Onkel zu beweisen, was für ein tüchtiger, starker Mann er doch war, wurde Alexandros zum gefürchteten Straßenschläger, landete im Knast, wurde drogenabhängig, dealte, abermals Knast und so ging es immer weiter.

Alex' Geschichte geht mir noch heute häufig im Kopf herum. Er war ein unheimlich cleverer, sympathischer Junge, aber aus dieser archaischen Clan-Chef-Rolle konnte er sich partout nicht befreien. Ständig musste er den dicken Max markieren, ging bei jedem Widerwort auf die Palme, hing für die Mädchen den Beschützer raus. Und jeder sah, wie er sich dabei kaputt machte. Dass er sich nur nach etwas Ruhe sehnte. Dass auch er einmal liebend gern schwach gewesen wäre. Aber dafür hätte er sich mit seinem Vater und dem herrischen Onkel anlegen müssen. Ihnen erklären müssen, dass er an der ihm zugedachten Rolle zerbricht. Dass er nicht so stark sei wie sein Onkel, der die Familie zusammenhielt. Vielleicht auch nur, dass er seinen eigenen, anderen Weg gehen wolle.

Aber das hat sich Alex einfach nicht getraut. Vielleicht war er auch nur zu stolz und zu stark geprägt, als dass er das überhaupt so gesehen hat. Aber wir anderen, wir haben es deutlich gespürt. Monate später habe ich Alex in einer Fußgängerzone wiedergetroffen. Beinahe hätte ich ihn nicht erkannt, so abgemagert war er. Wir hatten uns kurz unterhalten, dann musste er weiter, ein „Kunde" wartete. Alex dealte wieder.

Ich kann Alex verstehen, dass er nicht aus seiner Rolle herausfand und dem Konflikt mit Vater und Onkel lieber aus dem Weg ging. Ich kann Melanie verstehen, dass sie ihrem Mann nichts beichtete, um ein vermeintliches Familienidyll aufrecht zu erhalten. Genauso wie Sebastian nicht einfach Frau und Tochter verlässt. Doch so banal, so zynisch das klingen mag: in solchen Fällen hat der Ausspruch „Lieber ein Ende mit Schrecken als ein

Schrecken ohne Ende" einfach recht. So unbequem die Konsequenzen und so schrecklich ein Ende zunächst auch erscheinen mögen. Man will und kann solchen Auseinandersetzungen oder unangenehmen Entscheidungen eine zeitlang aus dem Weg gehen, manchmal über Jahre. Vielleicht sogar für immer. Aber nicht nur der Drogenabhängige zahlt den Preis für diese Feigheit, das Umfeld tut es ebenfalls. Und beim Beruf oder Freunden gilt diese Erkenntnis natürlich ganz genauso. Prüft Euch und Euer Umfeld genau: wer und was tut Euch gut, wer oder was nicht? Und trennt Euch von dem, was Euch schadet, so schwer Euch der Gedanke auch fällt. Auf Dauer ist das die beste Lösung – für alle Beteiligten.

Der Abend, an dem ich mich bei Hagen freikaufte

Zu dem Umfeld, das man genau unter die Lupe nehmen sollte, gehören nicht nur die Familie, Freunde oder Kollegen. Zu diesem Umfeld gesellt sich nach einer Therapie häufig eine weitere Gruppe: rückfällige Mitklienten. Oder Drogenkumpels von früher, die immer noch drauf sind. In jedem Fall Personen, die Du kennst und magst, und die es immer noch nicht geschafft haben, endlich die Kurve zu kriegen. Für die es das Ende bedeuten könnte, wenn Du Dich von ihnen lossagst. So zumindest fühlt es sich für einen an. Und so können die in ihrer Not auf Dich zukommen, Dich um Hilfe bitten, um Unterkunft, um Geld. Und sie werden mit Deinem Mitleid spielen, Dir vielleicht sogar ausmalen, was alles passieren kann, wenn Du ihnen diese Hilfe versagst. Jedenfalls werden sie Dich nicht in Ruhe Dein cleanes Leben leben lassen.

Ich war für solche Mitleidsaktionen immer ein sehr dankbarer Kandidat. Als am Tag meiner Ankunft in Bokholt ein Klient entlassen werden sollte, und ein Mädchen daraufhin verzweifelt jammerte, dann tue er sich bestimmt noch am selben Abend etwas an, schrieb ich nicht nur gleich an einer Petition gegen seine Entlassung mit. Sondern ich fragte auch einen Therapeuten streng, wie er das mit sich ausmache, wenn eine solche Entscheidung immer die Gefahr eines Rückfalls beinhalte. „Wieso ist das so zwangsläufig?", antwortete der kühl. „Ob er schon heute abend wieder Drogen nimmt, ist und bleibt seine eigene

Entscheidung. Und ich habe ihm nicht verboten, sich gegen Drogen zu entscheiden."

Diese Antwort fand ich damals unglaublich sarkastisch. War das nicht geradezu unterlassene Hilfeleistung? Machte er sich über unsere Sorgen vielleicht lustig? Erst jetzt, wo ich knapp zwei Jahre später an diese Szene zurückdenke, verstehe ich, wie er das gemeint hatte. Und dass es tatsächlich Momente gibt, in denen man die Verantwortung tunlichst von sich weisen sollte. Und auf all das haben mich meine Erfahrungen mit Hagen gebracht.

Wie bereits berichtet, war mein liebster Mitklient Hagen nach seiner Entlassung nicht lang stabil geblieben. Als ich wenig später entlassen wurde, war er entsprechend verschwunden. Keine Nachricht, keine Meldung, nichts. Wochenlang suchte ich nach ihm, fuhr bei Beratungsstellen, Entgiftungsstationen und an einschlägigen Plätzen entlang. Erst nach etwa zwei Monaten rief Hagen urplötzlich an. Er sei mehrmals rückfällig und wieder zum Entgiften gewesen und das Ganze wieder von vorn. Aus Scham habe er mich deshalb nie kontaktiert. Aber nun ginge es ihm wieder gut, er sei clean und würde sich freuen, mich zu sehen.

Es begann eine Berg- und Talfahrt. Hagens Stabilität war nie von langer Dauer. Dafür brauchte er einmal einen Platz zum Schlafen, dann wieder Geld. Und ich war hin- und hergerissen zwischen Sorgen, Wut, Enttäuschung, um mich dann doch immer wieder um Hagen zu kümmern. Er war so häufig Thema in meinen Einzeln, dass meine Therapeutin eines Tages unkte: „Gottlob bin ich nicht deine Mutter. Denn wenn ich es wäre und du noch ein kleines Kind, würde ich sagen: ich verbiete Dir, mit Hagen zu spielen."

Kurze Zeit später rief er erneut an. Schon an seinem Tonfall merkte ich, dass er drauf war, und er machte auch überhaupt keinen Hehl daraus. Trotzdem müsse er mich sprechen. Er kam zu mir und eröffnete mir eine unglaubliche Geschichte. Er hätte sich mit Alexandros zusammengetan, sie würden gemeinsam dealen. Ihr ganzes Geld hätten sie einem Zwischenhändler gegeben, Stoff zu besorgen, doch der sei nicht wieder aufgetaucht, und jetzt seien sie vollkommen pleite. Was Hagen mit dieser Beichte bezweckte, gab er unumwunden zu: er brauchte Geld für

Zigaretten. Fassungslos saß ich vor ihm. War das sein Ernst? Wollte er wirklich Geld von mir, weil er seines beim Dealen verzockt und nun Angst davor hatte, die Nacht ohne Kippen überleben zu müssen? Müde stand ich auf. „Wenn das alles ist, was Du noch von mir willst ...", sagte ich, gab ihm zehn Euro und wies ihn aus meiner Wohnung.

Im ersten Augenblick war ich wütend auf mich, weil ich mich wieder hatte einwickeln lassen, wieder nicht nein sagen konnte, wie ich es im ersten Moment eigentlich wollte. Doch im Nachhinein bin ich froh über diesen Abend. Denn seitdem hat Hagen keine Macht mehr über mein Gewissen. Er hat so oft unsere vermeintliche Freundschaft ausgenutzt, auf mein Mitgefühl gebaut. Aber jetzt hatte er eine Grenze überschritten. Bislang nahm er meine Hilfe oder mein Geld dafür in Anspruch, clean zu bleiben. Von meinem Telefon aus eine Clean-WG für sich zu organisieren zum Beispiel. Oder um seine Berliner Wohnung aufzulösen. Aber auf Droge bei mir anmarschieren und um Geld für Zigaretten zu betteln, weil er sich übers Ohr hatte hauen lassen?

Es kommt mir heute so vor, als habe mir Hagen in diesem Augenblick unsere Freundschaft zum Kauf angeboten. Preis: eine Schachtel Zigaretten. Und ich, ich habe das Angebot angenommen. Habe bezahlt und war ihm seitdem nichts, aber auch gar nichts mehr schuldig. Beim nächsten Mal sagte ich im Einzel: „Ich spiele nicht mehr mit Hagen."

Ich habe in meinen Gruppen viele Ex-Junkies getroffen, die auch einen Hagen im Nacken sitzen haben. Und genauso wie ich schwanken sie zwischen Sorge und Abscheu. Und genauso wie ich lassen sie sich immer wieder einwickeln, bieten Hilfe, Unterkunft oder Geld. Und vielleicht lässt sich das auch gar nicht vermeiden. Ein soziales Gewissen hat ja auch durchaus sein Gutes. Wovor man sich aber unbedingt hüten sollte, ist, Verantwortung für diese Hagens zu übernehmen. Wie mein Therapeut schon sagte: niemand zwingt sie, Drogen zu nehmen. Und wenn sie es doch tun, sind gefälligst sie schuld. Und nicht etwa der Umstand, dass man ihnen vielleicht zu wenig geholfen hat. Hilf, wo immer Du meinst helfen zu können, zu wollen – oder vielleicht auch zu müssen. Aber sage nein, wenn Du nicht mehr helfen kannst oder magst. Denn dann musst Du auch nicht. Es gibt keinen Grund für lange Grübeleien oder ein schlechtes Gewissen, was Dich womöglich sogar von Deinem eigenen Weg ablenkt. Denn die Verantwortung, ob clean oder nicht, trägst Du nur für Dich allein. Und das ist ja manchmal schon schwer genug, als dass man sie auch noch für jemand anderes mittragen könnte.

Kapitel 6

Keine Umwege!

*Worauf Du Dich statt auf Drogen besser
konzentrieren solltest*

Prophezeiungen

W as eigentlich hält uns davon ab, uns von dem zu trennen,
was uns kaputtmacht, und uns stattdessen auf das zu konzentrieren, was uns gut tut? Ganz einfach: wir Junkies sind
Meister in dem, was manche Therapeuten „negatives Selbstge-
spräch" nennen. Will man uns davon überzeugen, dass wir stark
genug sind, unser Leben auch ohne Drogen zu meistern, hat
spätestens unser Bauch sofort Dutzende Einwände parat. Der Job
wäre zu stressig für mich; die Langeweile würde mich umbrin-
gen, ich bin nicht intelligent genug mich zu wehren ... wer von
uns kennt dieses eigene Niedermachen nicht?
Das Blöde an diesen negativen Selbstgesprächen ist das Phänomen der „sich selbst erfüllenden Prophezeiung". Es gibt zig
Sinnsprüche, die dieses Phänomen beschreiben: „Gib, und so
wird Dir gegeben", „Wie man in den Wald hineinruft, so schallt
es heraus", „Wer Liebe sucht, der muss auch Liebe geben" und
so weiter. Gemeint ist immer dasselbe: meine Umwelt reagiert in
der gleichen Stimmung auf mich, in der ich ihr entgegentrete.
Bin ich fröhlich und lächle jeden an, so begegnen mir auch meine Mitmenschen entsprechend fröhlicher. Ziehe ich ein langes
Gesicht und klage ständig über mein Leid, werden auch meine
Freunde zunehmend mürrisch auf mich reagieren, vermiese ich
ihnen doch ständig die Stimmung.
Die sich selbst erfüllende Prophezeiung funktioniert auch gänz-
lich ohne Mitmenschen. Als ich jahrelang depressiv war, konnte
ich das an mir selbst gut beobachten. Ich lag zum Beispiel bis
mittags wach im Bett und konnte mich partout nicht aufraffen
aufzustehen. Stattdessen verplemperte ich meine Energie mit
Selbstvorwürfen, dass ich nicht aufstünde. Und versuchte diese

mit allerlei Argumenten auszuhebeln, warum ich nicht aufstünde. Und prompt befand ich mich in einer Schleife, in der weder Aufstehen noch Liegenbleiben besonders verheißungsvoll wirkten.

Und nach einem ähnlichen Muster liefen auch zusehend meine sozialen Kontakte ab. War ich zu einer Party eingeladen, bremste ich erstmal jegliche hochfliegenden Erwartungen damit aus, indem ich mir klarmachte, dass das allenfalls ein netter, aber keinesfalls überragender Abend würde. Und genau mit dieser Einstellung stand ich dann abends in der Gegend herum. Ein Smalltalk hier, ein Witzchen dort, allenfalls dabei statt mittendrin. Kein Wunder, dass sich diese Parties für mich dann genauso anfühlten, wie ich es mir selbst prophezeit hatte.

Wir haben uns in diesem Buch bis jetzt weitgehend damit beschäftigt, in welchen Situationen uns unsere Selbstverbalisation in die Falle führen kann. Wie die Schlange Kaa unangenehme Situationen wie Langeweile, Suchtdruck durch Konditionierung oder Stress ausnutzen will, um uns ausgerechnet Drogen als Ausweg zu präsentieren. Es wird Zeit, ihr etwas Positives entgegenzusetzen.

Tschaka!

Jeder von uns hat wohl schon einen dieser Ratgeber gesehen, in dem uns gebräunte Strahlemänner zurufen, doch etwas aus unserem Leben zu machen. Ärmel hochkrempeln, anpacken, und schon rolle der Erfolg geradewegs auf uns zu. „Sorge Dich nicht, lebe!" von Dale Carnegie ist wohl das erfolgreichste dieser Bücher, andere versprechen „Leben auf der Überholspur" oder „Millionär in 30 Tagen". Seit der holländische Motivationstrainer Emile Ratelband im deutschen Fernsehen eine eigene Sendung hatte, hat sich in unserem Alltag dessen Schlachtruf „Tschaka" Du schaffst es!" für derlei Ermutigungs-Rhetorik eingebürgert.

Für viele mögen solche Ratgeber der berühmte Tritt in den Hintern gewesen sein, woraufhin sie tatsächlich ihr Leben verändert haben. Aber genauso wie bei der Entscheidung, ohne Drogen zu leben, muss auch bei allen anderen Vorhaben der Bauch mitspielen. Die „Tschaka!"-Rhetorik spielt deshalb in der Regel mit

Gefühlen, wie sie wohl jeder in uns trägt. Zum Beispiel Neid: „Wollen Sie nicht auch endlich ihren verdienten Porsche fahren?" Oder Wut: „Warum sind immer nur die anderen dran, wenn es um Beförderungen geht?" Oder Angst: „Stellen Sie sich vor, Sie haben nur noch ein Jahr zu leben." Nach solchen Motivationsspritzen appellieren diese Bücher allesamt zwangsläufig an das Selbstbewusstsein ihrer Leser, dass sie genauso gut oder ehrgeizig oder attraktiv seien wie ihre Mitmenschen und aus diesen Voraussetzungen doch nun nur noch etwas machen müssten. Und je nachdem, wie gut die Autoren argumentieren, wie genau sie die Selbsteinschätzung und die Bedürfnisse des Lesers treffen, umso erfolgreicher sind solche Werke.

Doch wie trifft man möglichst genau die Bedürfnisse des Lesers? Sicher, die Aussicht auf viel Geld ist zunächst mal immer gut. Doch spätestens die Kokser unter uns, die für ihre Droge viel Geld aufbringen mussten und häufig entsprechend erfolgreich waren, wissen, dass ein dickes Konto auf Dauer auch keine Erfüllung bringt. Mein Mitklient Rainhard hatte das mal schön auf den Punkt gebracht: „Auf Koks war ich der Größte, und ich konnte arbeiten und arbeiten, bis ich umfiel. Und davon habe ich mir dann einen BMW gekauft. Und dann einen Audi. Und dann einen Porsche. Und ich wollte immer schönere und immer schnellere Autos. Nur glücklich gemacht hat mich keines davon." Was auch immer wir ab jetzt also anders machen wollen in unserem Leben, womit auch immer wir die Glücksgefühle ersetzen wollen, die uns Drogen zumindest am Anfang beschert haben, alles hängt an der simplen Frage: was wollen wir eigentlich?

Alles was Du willst

Eines Tages, in einer unserer Sitzungen, stellte mir die Therapeutin eine simple Frage: „Nehmen wir mal an, Du könntest frei wählen, was genau würdest Du machen wollen?" Sofort kamen mir die üblichen pubertären Träume in den Kopf, Fußballprofi, Rockstar, wovon man eben so heimlich träumt manchmal. Und dazu natürlich sex and drugs and rock'n roll. Aber sie meinte es ernst: „Nee nee, ohne Quatsch, was genau willst Du? Oder willst Du tatsächlich Rockstar sein?" Also so ganz realistisch betrachtet wollte ich das eigentlich nicht. Immer unterwegs? Vielleicht so berühmt, dass man nicht mehr auf die Straße kann? Rockstar schied unter diesen Umständen genauso aus wie Fußballprofi.

Es schieden eigentlich ziemlich viele Phantasien aus. Nur was ich stattdessen eigentlich wollte, was ich mir wirklich erträumte, das war verblüffend vage. Irgendwann wurde mir klar, dass ich vor allem kreativ sein möchte, schreiben, mich ausdrücken, vielleicht auf die Bühne als Satiriker oder in einem netten Team bei einem Magazin. Und dazu natürlich gute Freunde, eine liebe Freundin, einen Grund aufzustehen.

Ich habe diese Frage mittlerweile einigen gestellt, beileibe nicht nur Junkies. Und es ist jedes Mal von Neuem erstaunlich, wie unpräzise die Wünsche sind. Meistens sind sie bei Licht betrachtet ebenso wenig erstrebenswert wie meine ersten Einfälle. Erst dann, in der Regel ganz zögerlich, entwickeln die Befragten eine wirklich realistische und wünschenswerte Vorstellung. Einen großen Freundeskreis will eigentlich fast niemand, dafür einen guten. Ein festes Einkommen wäre nicht schlecht, aber absonderlich hoch muss es meistens nicht sein. In der Regel sind es die gleichen „normalen" Träume wie von mir und wohl von fast jedem: eine Beschäftigung finden, die einen mit Freude erfüllt, davon einigermaßen leben können, ein vertrautes, stabiles soziales Umfeld, vielleicht mit Familie.

Im Nachhinein betrachtet ist es wirklich aberwitzig, wie weit wir Junkies uns oft von diesen doch eigentlich überschaubaren Zielen entfernen. Bei mir selbst lief es immer nach demselben, depressiven Muster ab: Zunächst mal erträumte ich mir möglichst alberne, unrealistische Ziele herbei, von Chefredakteur über Hollywood bis hin zu utopischen Sex-Phantasien. Die Überlegung, was zur Erreichung dieser Ziele konkret zu tun wäre, entfiel dann sogleich, dafür waren sie viel zu hoch gegriffen. Ich konnte mich also damit trösten, dass es eben nur Phantasien, heimliche Wünsche sind. Das Doofe war nur: damit hatte ich mich auch gleich aus sämtlichen anderen, „kleineren" Schritten entlassen. Ob ich nun aufstand oder nicht, ob ich mal beim Arbeitsamt oder in der Disco vorbeischaute oder nicht, was sollte schon groß passieren im Vergleich zu meinen heimlichen Erwartungen? Also blieb ich untätig und wartete auf ein Wunder. Und als das ausblieb, musste ich feststellen, dass ich nicht mal ganz kleine Freuden hatte, die ich genoss. Nicht mal die Drogen waren mehr ein Ersatz dafür.

Deshalb ist die Überlegung so wichtig, was wir denn wirklich im Leben erreichen wollen, wonach wir tatsächlich streben, was uns aber auch schon reichen und befriedigen würde. Denn einerseits bremst es die hochfliegenden Erwartungen und nimmt uns den Druck. Und wenn ich weiß, dass ich eigentlich gar nicht so einen tollen Schlitten brauche, bin ich auch mit einem Kleinwagen oder dem Bus zufrieden. Wenn ich erkannt habe, dass ich mich auf Cocktail-Parties im Hochadel eh nur langweilen würde, kann ich den Kaffee um die Ecke mit einem guten Freund viel besser genießen. Und schon, nur durch einen anderen Blickwinkel, erscheint dasselbe Leben plötzlich viel lebenswerter.

Andererseits wird uns bewusst, was für ganz konkrete Schritte zu tun sind, um noch unerfüllte Ziele anzugehen. Dabei werden wir natürlich auf Widerstände stoßen, auf Ängste und Hemmungen. Nicht umsonst sind wir als Junkies vom zielstrebigen Weg abgekommen. Und mit der Auseinandersetzung mit diesen Hindernissen verbringt man in der Regel die meiste und schmerzhafteste Zeit in der Therapie. Aber sie ändern nichts an der Tatsache: Nur wenn ich weiß, was für eine Arbeit ich wirklich machen will und kann, halte ich nach den richtigen Anzeigen Ausschau. Nur wenn ich weiß, was für ein liebes Mädchen oder netten Jungen ich überhaupt suche, spreche ich die oder den Richtigen an. Nur wenn ich weiß, was ich wirklich haben möchte im Leben, gebe ich mein Geld für schöne Dinge aus, die mir gut tun, anstatt es womöglich nur zu verplempern.

Und vor allem sind solche Ziele ein prima Schutz vor allerlei Verführungen. Piet aus meiner Gruppe hat das in einer Geschichte anschaulich zusammengefasst. Er sei über Weihnachten in seiner alten Heimat, einer norddeutschen Kleinstadt, gewesen. Auf dem Weg vom Bahnhof zu seinen Eltern sei ihm süßlicher Cannabis-Geruch um die Nase geweht. In einem Hauseingang entdeckte er einen alten Freund aus Jugendtagen. Breit grinste der ihm entgegen und hielt ihm einen fetten Joint hin. „Das war eine verflucht enge Kiste", berichtete Piet. „Einfach nur mal dran ziehen, kann ja nicht so schlimm sein, hatte ich mir ja auch irgendwie verdient nach den ganzen Fortschritten", so oder so ähnlich sei es ihm durch den Kopf geschossen. „Aber dann plötzlich sah ich meine Ziele. Dass ich die Aussicht habe, nach meinem Praktikum übernommen zu werden. Dass ich eine neue Freundin habe. Dass ich nach meiner Zeit in der Clean-WG wieder in eine eigene Wohnung will." Und er sagte nur: „Danke, lass' stecken!" und zog weiter.

Kapitel 7

Keine Show!

Wie man sich selber an der Nase rumführen kann

Zwischenstation

Nehmen wir mal an, die ersten Wochen und Monate geht alles gut. Du bist sicher zu Hause, bei Deiner Familie oder in einer Clean-WG angekommen, Du hast Deinen Job wiederaufgenommen oder einen neuen gefunden, besuchst regelmäßig die Nachsorge und eine Selbsthilfegruppe. Du hast Dir ein interessantes cleanes Umfeld geschaffen und bis auf ein paar knappe Momente, in denen irgendwelche Hindernisse vielleicht einen alten Film ausgelöst haben oder Du auf eine Konditionierung gestoßen bist, bist Du so gut es geht sauber geblieben. Dann ist das zunächst mal ein Moment, in dem Du ruhig mal ganz mächtig stolz sein kannst. Denn wie Du sicher weißt, in der Klinik oder vielleicht am eigenen Leib erfahren hast, werden die meisten nach einer Suchttherapie bereits in den ersten drei Monaten wieder rückfällig. Danach nimmt die Wahrscheinlichkeit stetig ab. Schon allein deshalb, weil sich die ersten Konditionierungen langsam abbauen, nachdem man ein paar Momente, die man früher automatisch mit Drogen verband, langsam aber sicher anders zu überwinden gelernt hat. Und weil man durch den klaren Kopf damit anfangen konnte, die therapeutischen Erkenntnisse und Erfahrungen in die Tat umzusetzen. Es gibt also immer weniger und seltener Gründe, an der Entscheidung für ein cleanes Leben zu zweifeln.
Diesen Moment des Stolzes darfst Du ruhig zelebrieren. Genauso wie wir als Junkies die zunehmend negativen Gefühle in unserem Leben als nichtig abgetan haben, um auch ja nichts zu verändern, genauso neigen wir – wie alle anderen Menschen übrigens auch – dazu, auch unsere positiven Empfindungen herabzuwürdigen. Aber wochen-, vielleicht monatelang clean zu bleiben ist keine Selbstverständlichkeit. Zig Statistiken und nicht

zuletzt unsere eigenen Erfahrungen bestätigen das. Als ich das Kiffen gelassen habe, tat ich nach außen noch betont locker, so als wäre das eigentlich keine große Hürde gewesen. Möglicherweise wollte ich mir damit noch im Nachhinein einreden, sooo abhängig wäre ich doch gar nicht gewesen. Aber als ich auch noch mit dem Rauchen aufgehört hatte, zog ich keine solche Show ab. Ich war so mächtig stolz darauf, dass ich jedem lang und breit davon erzählt habe und aufpassen musste, dass ich nicht selbst plötzlich wie die missionarischen Ex-Raucher daherkam, die mir früher als Raucher immer so auf die Nerven gingen. Nein, diesmal wollte ich meinen Stolz und meine Freude zelebrieren. Und jedes Mal, wenn ich einen Raucher auf einem zugigen verschneiten Bahnsteig sehe, wie er sich mühsam eine Zigarette ansteckt und frierend daran zieht, während ich einfach ins warme Wartehäuschen gehe, feiere ich innerlich eine Party.

Damit halte ich so ganz nebenbei auch immer die Erinnerung wach, was mich ursprünglich zum Aufhören bewegt hat. Denn da lauert die letzte, vielleicht aber auch die größte Gefahr auf dem Weg in ein cleanes Leben: in der Rückschau erscheint vielen ihre Sucht nicht mehr so dramatisch. Um bei meinem alten Bild zu bleiben: wir sind zunehmend geneigt, dem Gesang der Schlange Kaa dann und wann mal wieder vorsichtig zu lauschen. Und so eine Gelegenheit will sie sich doch nicht entgehen lassen. Aber diesmal ist sie schlauer als bei so durchsichtigen Manövern wie einem Türspalt oder purer Konditionierung. Diesmal dirigiert sie uns ganz langsam, fast unmerklich wieder in die alten Fahrwasser, die uns ursprünglich mal zur Droge geführt haben. Und plötzlich sind sie wieder da, diese „Masken", solche „Schatten", so ein „zweites Ich" oder „blinder Fleck". Eben diese Verhaltensweisen, mit denen man schon zu Drogenzeiten eine Show aufführte. Und wie bei jeder Form von Hypnose sehen wir es selbst vielleicht gar nicht. Dabei ist es von außen betrachtet oft ganz leicht zu bemerken. Also müssten wir doch in der Lage sein, das auch selbst zu durchschauen. Sehen wir uns doch ein paar klassische Stereotypen an, damit wir immer mal wieder überprüfen können, ob wir bereits in das eine oder andere alte Fahrwasser geraten sind.

Der Macher

Vor allem direkt am Ende einer Therapie ist der „Macher" ein häufig auftretener Typus. Ich meine damit all jene Klienten, die anscheinend gar nicht die Füße still halten können, so sehr strotzen sie vor Tatendrang. Sie haben alle möglichen Pläne und können es kaum abwarten, sie am besten alle zeitgleich umzusetzen. Oft sind es Menschen, die auch schon zu aktiven Zeiten erfolgreiche Geschäftsleute waren, Vertreter oder Managertypen wie der Kokser Rainhard mit den immer größeren Autos. Denen man schon in der Therapie immer beizubringen versucht hat, dass ihre gierigen „Höher schneller weiter"-Ansprüche womöglich genauso Ersatzbefriedigungen sind wie die Drogen. Die Typen, die aber ihr ganzes Unglück nur auf die Drogen geschoben haben, eine überhebliche „Jetzt habe ich es begriffen"-Attitüde an den Tag legen und ansonsten weiterleben wie zuvor. Ich habe einige von diesen Typen kennengelernt, und oft lauschte ich staunend ihren atemlosen Geschichten von Geld und Terminen und Plänen, dass ich leise dachte: „Fehlt nur das Speed." Und die Gefahr ist, dass sich dieser Macher-Typ irgendwann selbst aus den Augen verliert. Dass er sich entfernt von dem, was er in der Therapie gelernt hat: dass er sich besser darauf konzentrieren wollte und sollte, was eigentlich sein Glück ausmacht.

Und dann kann z.B. so eine Selbsthilfegruppe Gold wert sein. Denn wie gesagt ist so ein altes, quasi rückfälliges Verhalten von anderen viel leichter zu erkennen als von einem selbst. Von Lothar zum Beispiel. Der war nach Jahren als erfolgreicher Vertreter arbeitslos geworden und hatte sich nach einer Drogentherapie gerade wieder eine Teilzeitbeschäftigung gesucht. Nun wollte er sich um seine Ehe kümmern, die am Boden lag. Die Auseinandersetzung mit seiner Frau hatte er jahrelang mit Hilfe von Kokain umschifft. Eines Tages erzählte er uns von einem Vorstellungsgespräch für einen Job als Maschinenschlosser. Doch dem Chef habe sein energisches Wesen so gut gefallen, dass der ihm gleich eine Stelle im Vertrieb anbot, hohes Gehalt und Dienstwagen inklusive. Bei der Schilderung leuchteten Lothars Augen. Er müsse nur eine Schulung machen und ins Ruhrgebiet ziehen, weil dort die meisten Kunden säßen, die er zu betreuen habe. Aber dafür verdiene er viel mehr Geld, und interessanter sei diese Aufgabe sowieso, und endlich könne er sich mal wieder richtig beweisen ... – „und du bist weit weg von Deiner Frau", unterbrach ich ihn spitz. Lothars leuchtende Augen verloschen schlagartig. Die hatte er dabei offenbar ganz vergessen. Er war wieder dermaßen massiv in seiner alten umtriebigen Vertreter-Rolle aufgegangen, dass er an seine Ehe gar nicht mehr gedacht hatte. Dafür ans Koksen, wie er kleinmütig einräumte.

Die Naive

Die Naive ist quasi das weibliche Gegenstück zum Macher. Denn während der Macher sich vor allem an männlichen Klischees abarbeitet, bedient die Naive geschickt die uralten weiblichen Rollenbilder, die aller Emazipation zum Trotz immer wieder funktionieren. Es sind diese sattsam bekannten Vorstellungen von der schwachen, unselbstständigen Frau, die nichts im Leben braucht als einen starken Mann, der sie beschützt und ihr im Zweifel sagt, wo es langgeht. Deren einzige Aufgabe es ist, es diesem Mann möglichst bequem zu machen. Die kaum einmal eigene Wünsche äußert – sofern sie denn überhaupt welche hat.

Dieses Rollenbild mag völlig überholt sein, trotzdem richten sich einige Frauen nur allzu gern darin ein. Denn es bietet ja auch manche Vorteile. Zum Einen ist es relativ einfach zu bedienen. Frau muss in erster Linie hübsch aussehen und ein fröhliches Gesicht machen. Besondere geistige Fähigkeiten werden nicht verlangt. Und im Gegensatz zum männlichen Klischee vom Beschützer und Versorger, der nicht weint und ständig Stärke demonstrieren muss, kann sich frau gelassen führen lassen.

Vor allem aber können schwache, unsichere Frauen auf diese Weise schnell und unkompliziert Sebstvertrauen tanken. Denn solche vermeintlich unmündigen, niedlichen Häschen ziehen oberflächliche Machos an wie Motten das Licht. Und diese überschütten die Frauen dann mit Komplimenten über ihr Aussehen oder ihren Humor. Was so richtig schön ablenkt von all den Selbstzweifeln, die diese Mädchen in sich tragen. Was sie, und sei es nur für kurze Zeit, entbindet von der Verantwortung für sich selbst.

Diesen Vorteil bezahlen die Naiven dann schon mal mit schnellem Sex, in schlimmeren Fällen mit Unterwürfigkeit bis hin zur Hörigkeit. In jedem Fall aber mit einer gehörigen Portion Unselbstständigkeit. Und das kann sich für ehemalige Drogenabhängige verheerend auswirken, tauschen sie doch die eine Abhängigkeit im Grunde nur gegen eine andere ein.

Der Unverletzbare

Die Maske des Unverletzbaren lässt keine Risiken zu, keine Schwächen, keine wunden Punkte. Man gibt nur gerade soviel von sich preis, um die Reaktion des Gegenübers zu testen und sich gegebenenfalls souverän wieder zurückziehen zu können. „Zur Not", signalisiert diese Haltung, „brauche ich dich nicht." Dummerweise kommt da wieder das Prinzip der sich selbst erfüllenden Prophezeiung ins Spiel. Denn im gleichen Maße, in dem ich signalisiere, nichts und niemand nötig zu haben, kommt das auch bei meinem Gegenüber an. Und dieses scheinbare Nichtinteresse ist nicht das Angebot, bei dem andere gerne zugreifen. Und prompt ist man genauso allein und sozial verkümmert wie man von vornherein in Kauf genommen hat.

Dabei kommt dieser Typus durchaus unterhaltsam daher. Er kann ein spaßiger Unterhalter sein, er kann auch das kokett flirtende, naive Mädchen sein, das von Männern umschwirrt wird und doch nur mal ernst genommen werden will. Er kann vordergründig mächtig und gefährlich wirken wie mein verlorener Freund Hagen. Er kann ein charmant plaudernder Zeitgenosse sein, der dabei eigentlich nur alle unangenehmen Fragen und Themen hinweglabert.

Über diese Masche drohe ich selbst immer wieder zu stolpern. Denn genauso wie zu Drogenzeiten allen anderen, signalisiert sie mir auch in den Monaten nach der Therapie stets: alles in Ordnung! Ich bin clean, ich bin in soziale Netzwerke eingebunden, ich unternehme einigermaßen viel, es geht voran, das Glas ist halbvoll statt halbleer. Und plötzlich kommen die anderen, die alten depressiven Momente. Dann stelle ich fest, dass ich von meinen eigentlichen Zielen und Wünschen doch noch ganz schön weit entfernt bin, und dass ich dafür doch weit mehr Risiken eingehen wollte als ich es tue, dass es dafür viel mehr Anstrengungen bedarf als ich einbringe. Plötzlich erscheint das Glas doch halbleer und ein exzessiver Abend auf Drogen als interessante Abwechslung.

In solchen Momenten ist es wichtig, diese Stimmung nicht als Dauerzustand zu verstehen, sondern als das was sie ist; eine Stimmung. Ich erinnere mich an den Zauberer und seinen TV-Kartentrick und wie mich das fuchsig gemacht hatte, so lange mein Bauch glaubte, er könne tatsächlich meine Kartenwahl manipulieren oder sonstwie wissen, welche ich mir merken würde. Und wie ich mich entspannte, als ich mir klarmachte, dass das barer Unsinn ist. So helfe ich mir über diese Momente des Suchtdrucks hinweg. Das Glas des Lebens erscheint nun mal einmal halbvoll, im nächsten Augenblick vielleicht schon wieder halbleer. Das geht beileibe nicht nur mir so, das geht beileibe nicht nur Junkies so, damit hat jeder mal zu kämpfen. Aber das gleich als Anlass zu verstehen, wieder Drogen zu nehmen, das ist nur ein ähnlich billiger Trick wie der mit den Karten. Zumal das Glas auf Droge auch nicht voller würde, allenfalls für sehr kurze Zeit, dafür anschließend umso leerer. Und schon entspannt sich mein Bauch, und die Stimmung geht vorüber.

Der Märtyrer

Der Märtyrer ist für mich der perfideste Typ von Masken. Denn er stellt sozusagen die Krönung der sich selbst erfüllenden Prophezeiung dar. Der Märtyrer empfindet sich als Einzelkämpfer gegen alle Ungerechtigkeiten dieser Welt, und folglich sucht er sie geradezu. Und dann ist es natürlich kein Wunder, wenn er sie findet und sich sein Bauch dann unglaublich mies fühlt angesichts all der Mühsal, die der Märtyrer zu ertragen hat, dass ihm im Grunde genommen nur Drogen als Ausweg bleiben. Hagen und der KV-Schlüssel sind das beste Beispiel. Hagen konnte nicht an dem Spalt in der Tür vorbei, und anstatt sich das einzugestehen, konstruierte er mühsam eine Theorie, nach der ihm das Schwarzbrot zustünde, alles andere sei ungerecht, und prompt blieb ihm nach seinem Dafürhalten gar nichts anderes übrig als die Regelverletzung. Oder Ulf aus einer meiner Gruppen: der schleppt noch aus Drogenzeiten allerlei Pfändungsbescheide mit sich herum. Also verdient er sich schwarz etwas hinzu, als Aushilfe bei Bierfesten. Doch anstatt das Geld zu nehmen und zu genießen, mosert er auch noch über die Arbeitsbedingungen, was für eine Ausbeutung das sei. Er übersieht dabei großzügig, dass er selbst ja erst die Voraussetzung für diese Ausbeutung geschaffen hat. „Du kannst deinen Arbeitgeber ja anzeigen", ziehe ich ihn dann immer auf, wohl wissend, dass er das als Schwarzarbeiter eben nicht kann. Und so steigert sich Ulf immer wieder in die Rolle des Märtyrers hinein, bis er mühsam seinen wütenden Bauch wieder herunterfahren muss, um nicht rückfällig zu werden.

Aber weil die Schlange Kaa diesen Mechanismus aus Wut und Suchtdruck kennt, steuert sie den Märtyrer zielsicher in solche vermeintlichen Zwangslagen hinein. Ein Meisterstück lieferte sie bei Justus. Justus schlug eines Tages missgelaunt in der Gruppe auf und erklärte, er habe etwas zu diskutieren. Lang und breit referierte er, dass das Gesprächsniveau in den letzten Wochen seiner Ansicht nach gesunken sei. Dass er keine intensiven Diskussionen über unsere Gefühle und Suchtgründe mehr beobachte und deshalb auch immer weniger Lust verspüre, sich selbst entsprechend zu öffnen. Ich stimmte ihm zu und fragte in die Runde, ob das auch andere so wahrnehmen würden und falls ja, was man dagegen tun könne. Aber bevor die anderen darauf reagieren konnten, zog Justus das Wort wieder an sich und sagte, vielleicht sei das ja auch nur sein Gefühl, er habe das ja nur mal äußern wollen. „Ist ja okay", meinte ein anderer und erzählte, dass er das aber nicht so empfinde. Justus nahm das prompt als persönlichen Angriff und ergriff abermals das Wort, dass er ja wohl seine Meinung äußern dürfe und die sei nun mal so wie von ihm geschildert. So ging das ein paarmal hin und her, bis Justus' Dauergenörgel uns anderen zu bunt wurde und wir ihn niederbrüllten, wenn er uns wieder unterbrach und ein weiteres Mal seine Klage wiederholte. Woraufhin Justus aufstand und verschwand.

Justus hatte offenbar insgeheim den Eklat gesucht und gefunden. Nun konnte er sich zurückziehen als stolzer einsamer Kämpfer, dem seine Mitmenschen ungerechterweise den Mund verbieten würden. Und was blieb ihm nun anderes übrig, allein gelassen in dieser kalten, kargen Welt?

Er kam nie wieder zur Gruppe.

Ruhig bleiben!

So kann man auch noch nach langer Abstinenz in Fallen laufen, die man sich selbst gestellt hat, ohne es zu bemerken. Also benutzen wir den stolzen Moment einer Zwischenstation doch gleichzeitig zur inneren Einkehr. Wo stehen wir? Wo wollen wir noch hin? Was für Hindernisse erwarten uns? Wo machen wir uns und anderen vielleicht gerade etwas vor? Der Vorteil einer solchen Selbstanalyse: Wir lassen uns nicht so leicht aus der Bahn werfen und demotivieren, sollten wir plötzlich mal das Gefühl bekommen, noch recht wenig erreicht zu haben. Das Glas erscheint uns in einem solchen Moment womöglich halbleer, aber Drogen füllen es auch nicht. So können wir ruhig bleiben, vielleicht eine Nacht drüber schlafen und uns am nächsten Tag die Lage noch einmal anders betrachten. Wir stolpern nicht in unsere eigenen Fallen.

Fast alle Situationen, die ich bei Rückfälligen erlebt und in diesem Buch beschrieben habe, hat der jeweilige Protagonist selbst heraufbeschworen. Entweder er hatte für sich keine ernsthafte Entscheidung getroffen mit Kopf und Bauch wie Hagen, der offenbar ohne Rausch nicht leben will und deshalb jeden Spalt in der Tür mitnimmt. Anstatt in Ruhe zu überlegen, was bei ihm eigentlich diese innere Unruhe verursacht, dieses vermeintlich unstillbare Verlangen auf Rauschmittel, katapultierte er sich selbst ständig in denselben Teufelskreis, in dem Drogen dann nur noch als einziges Mittel für einen kurzen Moment der Glückseligkeit erschienen. Oder aber er verhagelte sich selbst die Suppe so wie Frank. Der jammerte so lange an seinem angeblich so langweiligen Leben herum, dass es ihm irgendwann natürlich langweilig vorkam. Aber anstatt gefälligst dann an diesem Punkt anzusetzen und sich zu Schritten hin zu einem aufregenderen Leben aufzuraffen, wählte er den vermeintlich einfacheren Weg mittels Drogen. Wohl wissend, dass ihm das auf Dauer auch kein spannendes Leben beschert, schon gar kein tief erfülltes. Aber solche Erkenntnisse muss man sich eben in

Ruhe durch den Kopf gehen lassen und nicht in der Hektik des akuten Suchtdrucks. Da hat es der Kopf schwer, gegen den Bauch anzukommen.

Ich selbst erlebte so einen Moment etwa ein Jahr nach meinem Abschied aus der Klinik. Ich hatte mittlerweile einen Job, ich unternahm zaghafte Schritte hin zu einer festen Anstellung, ich hatte ein stabiles soziales Umfeld, und vor allem: ich war clean. Plötzlich trafen am selben Abend gleich zwei Mails ein, die beide meine alten Filme auslösten – das so hässliche, tief sitzende Gefühl vom Abgewiesen-werden, von unerfüllter Liebe, von Einsamkeit, das ich so lange mit Drogen verdrängt hatte. Und dazu war es Freitag abend und niemand von den Freunden zu Hause, die ich laut Rückfallkoffer in solchen Augenblicken anrufen wollte. „Na siehste, wenn es darauf ankommt, bist du ja doch wieder allein wie immer", hämmerten die alten depressiven Gedanken durch mein Hirn. Ich bekam Schweißausbrüche und zitterte gleichzeitig, so lief ich nervös durch die eigenen vier Wände, nägelkauend, händereibend, immer wieder laut durchatmend. Das war der bislang härteste Suchtdruck seit meiner Therapie. Ich wollte dem Gefühl partout etwas entgegensetzen, irgendein diffuses „ich brauche euch alle nicht, ich kann mir selbst aufregende Momente schaffen!"

Doch ich hatte bis dahin glücklicherweise schon längst verinnerlicht, dass Drogen mich, wenn überhaupt, nur für diesen Abend von diesem Gefühl abgelenkt hätten. Am nächsten Tag hätte ich mich immer noch allein gefühlt und noch dazu schuldig wegen eines Rückfalls. So rotierte der Bauch zwar immer noch auf Hochtouren, aber er ließ sich wenigstens von Drogengedanken abbringen. Ähnlich wie Piet es später von seinem Weihnachtsbesuch in der alten Heimat erzählte, konnte ich den Suchtdruck beiseite drängen, „nee danke, lass mal stecken!". Stattdessen stieg ich aufs Fahrrad und hetzte ziellos durch die Nacht. Erst nach etwa einer Stunde achtete ich wieder darauf, wo ich eigentlich war. Dann drehte ich um, fuhr zurück und beantwortete die Mails.

Kapitel 8

Zusammenfassung

Wie man clean bleibt

Keine Tricks!

Vielleicht wolltest Du es Dir einfach machen. Hast im Inhaltsverzeichnis gesehen, dass es im achten Kapitel eine Zusammenfassung geben soll, wie man clean bleibt, und hast mit dem Lesen direkt hier angefangen. Herzlich willkommen! Ich fürchte nur, es wird Dir nicht viel nutzen. Weil Du alle Punkte in diesem Kapitel nur mit dem Kopf nachvollziehen wirst, nicht aber mit dem Bauch. Und der ist wichtig, denn clean bleiben kann ein langer Weg sein. Aber Dein Bauch wird Dir ab und zu eine Abkürzung zur inneren Zufriedenheit anbieten, nur werden das wie gehabt die Drogen sein. Und solltest Du tatsächlich erst gerade hier mit dem Lesen begonnen haben, ist das der beste Beweis, dass Du bereit bist diese Abkürzungen zu nehmen, wenigstens dann und wann. Nur soviel: „draußen", im realen Leben, könnte die einzige vermeintliche Abkürzung ein Rückfall sein. Und ausgerechnet dann willst Du Dich plötzlich all den Hindernissen, den Mühen, den Rückschlägen tapfer stellen? Dich mit klarem Kopf und ohne jeden Selbstbetrug ständig selbst kontrollieren? Du trickst ja schon beim Bücherlesen!

Aber auch alle, die brav von Anfang an bis hierhin gelesen haben, mögen sich damit an die erste und wichtigste Regel, oder besser gesagt die Basis aller Überlegungen erinnern: als Erstes musst Du für Dich selbst eine Entscheidung treffen, offen und ehrlich, mit Kopf und Bauch. Solltest Du noch ein Fünkchen von Sehnsucht nach dem alten Junkie-Leben in Dir spüren, ganz im Geheimen schon jetzt die eine oder andere „Auszeit" vom cleanen Leben planen, kannst Du Dir die Mühe des Weiterlesens sparen. Denn ich denke, ich habe genügend Beispiele genannt für die Fragen, die sich Dir stellen werden, für schwere Momente, über die Du hinweg musst, für die Fallen, in die Du tappen

kannst. Und in all diesen Stürmen darfst Du wanken und ver-
zweifeln, jammern und wüten, hadern und verzagen, aber eine
Entscheidung muss unverrückbar stehen wie ein Fels in der
Brandung: „Ich will clean leben!".

Kein Quatsch!

Wenn diese Entscheidung steht, dann stelle sie erst gar nicht
durch allerlei Blödsinn unnötig in Frage. Das hat einen
großen Vorteil: du brauchst Dich gar nicht erst lange mit neben-
sächlichen Fragen beschäftigen wie den Zeiten der nächsten
Urinkontrolle in der Clean-WG, ob die Freundin sauer wäre über
ein verstecktes Piece und ich es ihr wohl nur deshalb auch
weiterhin verheimliche, oder warum ich wohl doch besser die
Telefonnummer der Teetrinkerin behalte, man weiß ja nie. Wenn
Du erst unverrückbar eine Entscheidung getroffen hast, ergeben
sich die Antworten auf diese ach so schweren Fragen, mit denen
man sich so richtig schön ablenken kann, von ganz alleine: Setze
keinen Fuß in die Tür, sondern mach' sie gefälligst zu!!! Dein
Leben und Deine Zeit sind zu kostbar, um sie mit Pseudo-
Problemen zu vertrödeln.

Keine Überraschungen!

Statt Dich mit unsinnigen Fragen wie dem eben erwähnten
Quatsch abzuplagen, konzentriere Dich lieber auf das
Naheliegende. Und das sind im Fall Deiner Entlassung die ersten
Stunden zurück „in Freiheit". Keine Regeln mehr, keine Auf-
passer, aber auch: kein Schutz mehr, keine Käseglocke. Du
kannst tun und lassen was Du willst. Das kann Fluch sein oder
Segen, je nachdem wie klar Deine Entscheidung gefallen ist.
Oder wie stark Dein Bauch, Dein süchtiges Alter ego, die
Schlange Kaa Dich aus der Bahn werfen können. Also spiele es
doch einfach rechtzeitig und ganz in Ruhe durch, um keine un-
liebsamen Überraschungen zu erleben: was hast Du als Erstes
vor? Wo geht es hin? Bist Du allein oder holt Dich jemand ab?
Was hättest Du lieber? Kannst Du das, was Du lieber hättest,
irgendwie organisieren? Falls nicht, wie sehr könnte Dich das
belasten? Falls etwas Unvorhergesehenes passieren sollte, was

dann? Wohin? Was für unvorhergesehene Dinge könnten denn überhaupt passieren? Erwarten Dich vielleicht Reize, die auf eine Konditionierung von Dir treffen? Würdest Du das erkennen oder könnte Dich das verunsichern?

Der Vorteil aller dieser Überlegungen liegt nicht nur darin, für den Notfall gewappnet zu sein. Sondern ein wenig ist es auch so, als bekäme man einen Zaubertrick zuerst erklärt und dann erst präsentiert: er hinterlässt deutlich weniger Eindruck. Oder kennst Du das Phänomen, dass man sich einen Namen aufschreibt, den man sich unbedingt merken muss? Gerade mittels des Aufschreibens merkt man sich den Namen oft so gut, dass man den Zettel anschließend genauso gut wegwerfen könnte. Je besser Du Dich also auf mögliche Überraschungen einstellst, desto weniger können sie Dich überraschen.

Keine Atempause!

Nun bist Du zurück und bereit, Dein neues Leben zu beginnen. Vielleicht musst Du schon gleich zurück an Deinen Arbeitsplatz, vielleicht hast Du Dir noch ein paar Tage frei genommen. In vielen Fällen müssen sich die Ex-Klienten ja aber auch erstmal einen Job suchen. Vielleicht bist Du in eine Clean-WG gezogen und musst Dich dort erst einmal eingewöhnen.

Aber in jedem Fall wirst Du überrascht sein, wie stark sich das Leben „draußen" von dem „drinnen" unterscheidet. Denn in einer stationären Therapie ist Dein Tagesablauf minutiös geregelt: wann stehst Du auf, wann hast Du Zeit für Deine Hygiene, wann gibt es Frühstück, wann räumst Du Dein Zimmer auf, wie sieht der therapeutische Tagesplan aus. Dagegen wird Dir das Leben „draußen" geradezu zügellos vorkommen, selbst wenn Du eine feste Arbeit hast. Denn es wird niemand Dein Zimmer kontrollieren. Oder falls doch, etwa weil Du Familie hast oder in einer Clean-WG wohnst, dann kannst Du Dir eben beim Einkaufsbummel, beim Duschen, beim Essen mehr Zeit nehmen, als Du es in der Klinik gewohnt warst. Oder Dir fehlen die vielen Gespräche, die Menschen um Dich herum, plötzlich guckst Du abends wieder nur fern.

Mit anderen Worten: Du wirst einfach wieder viel mehr Zeit haben, die Du selbst mit Leben füllen musst. Und gerade wir

Junkies neigen dazu, die Zügel gern und häufig schleifen zu lassen. Sei es bei Pflichten wie Arbeit oder Behördengängen, sei es bei der Umsetzung therapeutischer Ziele wie z.B. „ich will mich mehr mit meinem Partner auseinandersetzen", sei es schon beim regelmäßigen Aufstehen. Und wo die Langeweile kommt, kommen schnell die alten Gedanken: was soll das alles, das ist mir alles nicht genug, ich genüge mir nicht – die ersten Vorboten, dass Du dabei bist, Dir das Leben so mies zu reden, dass Drogen irgendwann als verlockende Alternative erscheinen.

Also sieh zu, wie Du Dir selbst Verpflichtungen schaffst, die Dir Vergnügen bereiten wie ein Hobby oder Sport. Und damit Du Dich nicht in einem vollen Terminkalender verlierst, Dich mit Hobby oder Sport so richtig schön „dichtmachst", könnte Dir eine Selbsthilfegruppe dabei helfen, Dich im Notfall mal wieder auf den Boden, sprich zu Deinen eigentlichen Themen zurückzuholen und Dir von außen Eindrücke vermitteln, wo Du stehst.

Keine Hindernisse!

Nach einiger Zeit solltest Du Dir aber auch selbst einmal die Gelegenheit geben, Dich und Dein Leben zu überprüfen. Und dabei vor allem einfach mal die großen Konstanten in Deinem Leben hinterfragen. Du wirst Dich während Deiner Therapie viel mit Deiner Vergangenheit auseinandergesetzt haben. Mit dem Päckchen, dass Du mit Dir herumschleppst. Mit den konkreten Schritten, die Du machen willst, welche Hindernisse Dich dabei erwarten und wie Du mit ihnen umgehen kannst. Aber höre auch ruhig mal in Dich hinein, ob Deine Familie, Dein Beruf, Dein Umfeld und Deine Wohnsituation überhaupt die richtige Basis sind für Dein neues Leben. Denn sie bilden sozusagen das Fundament, auf dem Du Deine konkreten Schritte angehst. Und auf Treibsand kommt man nun einmal schlecht voran.

Das heißt nicht, dass Du ab jetzt ständig an allem herummäkeln sollst, sozusagen aus Prinzip. Du sollst nur feststellen, ob Du auch alles bedacht hast, was sich Dir bei Deinen Plänen in den Weg stellen könnte. Denn vielleicht ist das ausgerechnet jemand oder etwas, was Du Dich niemals in Frage zu stellen getraut hättest. Dann solltest Du da keinesfalls locker drüber hinweggehen oder es Dir sonstwie schönreden. Selbstverständlich darfst Du das versuchen, aber es wird Dich hundertprozentig irgendwann einholen. Denn wozu sollten vorher die Drogen gedient haben, wenn nicht vor allem zum Zweck des Verdrängens? Selbst wenn Du es schaffen solltest, clean zu bleiben, hast Du immer noch nicht viel gewonnen, denn das unangenehme Gefühl, dass Dein Leben Dir beschert, wird wiederkommen. Immer und immer wieder. Und wer will mit einem andauernden miesen Gefühl leben? In der englischen Sprache gibt es einen treffenden Ausdruck für den Umgang mit solchen Verhältnissen, die einem schrittweise immer mehr zu schaffen machen, bis sie einem förmlich die Luft abschnüren: „Change it oder leave it!" Zu deutsch etwa: "Verändere die Situation oder raus aus ihr!"

Solltest Du aber selbst nach ruhiger Überprüfung Deiner Empfindungen an den großen Konstanten nichts zu verändern finden: Umso besser! Ich bin weit davon entfernt, Dich krampfhaft die Nadel im Heuhaufen suchen zu lassen. Im Gegenteil, Du kannst diese Erkenntnis positiv für Dich nutzen. Wann immer Du an Deinem Weg zweifelst, wann immer die Hindernisse drohen, Dir über den Kopf zu wachsen, kannst Du durchatmen und dem Stress entspannt begegnen. Weil Du weißt: die Basis stimmt. Der Boden hält.

Keine Umwege!

Nun, wo Du die ersten Klippen umschiffst und Dich wieder im „normalen" Leben eingerichtet hast, wird es Zeit, gedanklich einen Schritt zurück in die Therapie zu machen. Denn niemand von uns nimmt freiwillig Drogen, zumindest nicht über einen langen Zeitraum und wenn es schon längst das eigene Leben zerstört. Sondern immer stehen Minderwertigkeitskomplexe dahinter oder Selbstzweifel, Selbstvorwürfe, Verzweiflung, Ängste und Hoffnungen. Und wenn diese unerfüllten Träume von einem erfüllten, selbstbestimmten Leben weiterhin im Vordergrund stehen, wächst die Gefahr, diesem inneren Druck irgendwann nur noch mit Drogen standhalten zu können. Oder sich mit Drogen wenigstens ab und an ein aufregendes Gefühl zu verschaffen. Oder mit Drogen das eigene Scheitern besser verdrängen zu können. Oder oder oder.

Deshalb Schluss mit solchen depressiven Gedanken. Richten wir unser Augenmerk darauf, wo wir eigentlich hinwollen. Wie sähe ein selbstbestimmtes Leben überhaupt aus? Was genau fehlt uns? Was wünschen wir uns? Und was konkret können wir anstellen, dass wir das bekommen? Wenn Du nicht gleich „Millionär in einer Woche" als Ziel ausgibst oder „König von Deutschland", wird automatisch ein Weg sichtbar. Seine Bedürfnisse klarer zu äußern ist zum Beispiel häufig ein erster Schritt. Sich eine geregelte Arbeit zu suchen. Für viele ist schon ein festes Dach über dem Kopf ein erstes Ziel.

Je realistischer Du Deine Ziele festsetzt und formulierst, umso besser und ernsthafter kannst Du sie angehen. Und mit der ersten Überwindung, den ersten Teilerfolgen steigen Zuversicht und Selbstvertrauen. Und das ist auch gut so, denn je stärker Du Dir das bewusst machst, umso besser bist Du gegen einen Rückfall gefeit. Denn Drogen würden Dich nur wieder bremsen, indem sie Dich – zumindest eine zeitlang – plattmachen. Und dann kämen auch noch Selbstvorwürfe hinzu. Und vielleicht Sanktionen wie der Rauswurf aus der Clean-WG. Und überhaupt würden sie Dich auf Deinem Weg nicht einen Zentimeter weiterbringen. Und dieses Bewusstsein kann ein starker Schutz sein.

Keine Ausreden!

Wiederum solltest Du Dir auch nichts über Dich vormachen. Du wirst nicht gleich wie Phönix aus der Asche aufsteigen, nur weil Du eine Therapie gemacht hast. So gut wie niemand wird in ein paar Monaten wie durch Zauberhand zu exakt dem Menschen, der er immer schon sein wollte. Aber es wird Momente geben, in denen Du Dich genauso fühlst. Etwa wenn Du ein besonderes Hindernis gemeistert hast. Oder ein erstes Teilziel erreicht hast. So ein Gefühl ist toll, und Du solltest es mit Haut und Haaren genießen. Schließlich ist so ein Gefühl genau der Grund, warum Du Dich überhaupt in die Therapie begeben hast. So ein Glücksgefühl wolltest Du wieder erleben, und diesmal ist es echt, selbst erkämpft und ohne Drogen.

Gleichzeitig zieht mit solcher Euphorie oftmals auch wieder ein Schlendrian ein. „Jetzt, wo es doch so gut läuft, könnte man doch mal ... nur ein Mal ... quasi als Belohnung ... was kann denn schon groß passieren...?" Kommen Dir solche Gedanken bekannt vor? Da ist sie wieder, diese schleichende Lust, sich den Spalt in der Tür doch einmal etwas näher zu betrachten. Zumindest mal einen Kopf hindurchzustecken.

Du brauchst keine Angst vor solchen Gedanken zu haben. Sie sind genauso normal wie alte Konditionierungen, schließlich warst Du jahrelang suchtkrank. Wie könnte sich Dein Suchtgedächtnis innerhalb weniger Monate komplett auslöschen? Wichtig ist nur, dass Du solche Einflüsterungen als genau das erkennst, was sie sind: die letzten Zweifel in Deinem Bauch, der Singsang der Schlange Kaa, Dein altes Junkie-Ich. Und nun hast Du die Wahl. Entweder Du lässt Dich auf diese Einflüsterungen ein. Und empfindest plötzlich den enormen Druck, ihnen krampfhaft standhalten zu müssen. Entweder mit der Konsequenz, dass Du umfällst – Du brauchst Dir nur noch wie Justus eine Brücke zu bauen, wie Du das vor Dir rechtfertigen kannst. Oder Du hast andauernd das Gefühl, gegen die Versuchung ankämpfen zu müssen, auf etwas verzichten zu müssen, und das für den Rest Deines Lebens. Beides keine rosigen Aussichten.

Oder aber Du entlarvst diese alten Gedanken als letzte Zuckungen Deines Suchtgedächtnisses, ihm doch bitte wieder die alte Aufmerksamkeit zu schenken. Dann kannst Du Dich in aller Ruhe an Deine Ziele und Erfolge erinnern und Kaa eiskalt ins Gesicht lächeln: „Ich komme auch ohne Drogen klar. Ich brauche Euch nicht. Ich bleibe clean."

Wie man clean bleibt

Im Grunde gibt es auf die alles entscheidende Frage, wieso man wann wieder Drogengedanken bekommt, eine ganz simple Antwort: konzentriere ich mich auf den Mangel, geht es mir schlecht, und ich gerate in Versuchung. Mit anderen Worten: je stärker ich mich darauf konzentriere, was mir alles fehlt im Leben, was ich ach so gerne hätte, aber nicht bekomme, desto unwohler fühle ich mich. Und es ist kein Wunder, dass dann Drogen eine höchst willkommene Ablenkung oder Abwechslung suggerieren. Und die darf man sich dann auch nicht erlauben, und so sieht man überall nur noch Verzicht, Verlust, Mangel. So macht das Leben nun wirklich keinen Spaß.

Deshalb kommen wir auch nicht um die Bewusstseinsänderung herum, die ich schon im Vorwort angesprochen hatte: wir müssen uns auf unsere Ziele konzentrieren, auf unsere Fortschritte, auf unsere Erfolge. Nur so fühlen wir uns dazu motiviert, am Ball und darüber hinaus auch clean zu bleiben. Und nur so erscheint uns das auf Dauer nicht als Last oder ewiger Kampf, sondern es wird zunehmend leichter, weil wir Spaß haben und das Leben genießen.

Geradezu mustergültig habe ich das zu Weihnachten ein Jahr nach meiner Entlassung aus der Klinik empfunden. Am ersten Weihnachtstag war ich bei einem Freund eingeladen, der allein auf einem Resthof wohnt und bei dem sich traditionell alle diejenigen versammeln, die nach Heiligabend bei ihren Eltern nicht wissen wohin. Das ist mittlerweile eine vertraute Runde, entsprechend herzlich geht es zu. Aber es wird auch kräftig getrunken und gekifft bei dieser Gelegenheit, und aus Vorsicht fuhr ich mit dem Auto dahin, um auch ja nicht in Versuchung zu geraten. Dort angekommen stieg mir schon Marihuana-Rauch in die Nase, aber alle waren noch in schönster Gesprächslaune, so setzte ich mich dazu und unterhielt mich. Hauptthema war unser Freund Rasmus, der kürzlich wegen einer neuen Arbeitsstelle in ein niedersächsisches Provinznest gezogen und dort kreuzunglücklich war. Er erzählte, dass er deshalb nahezu jedes Wochenende soff. Nebenbei beobachtete ich die Runde, wie die Anwesenden langsam aber sicher immer betrunkener, bekiffter, ausgelassener wurden.

Und auf einmal beneidete ich sie. Urplötzlich kam es mir wahnsinnig verführerisch vor, mich auch einfach mal gehen zu lassen. Ein paar Gläser Alkohol, ein paar Züge an einem Joint, was müsste das nach zwei cleanen Jahren für eine Wirkung haben. Und ich könnte einfach mal für ein paar Stunden abschalten vom cleanen Leben, das mir plötzlich irrsinnig langweilig erschien. Immer diese Vernunft, immer diese Nüchternheit, dieses Zusammenreißen, solche Albernheiten gingen mir durch den Kopf, und ich wurde zunehmend mürrisch. Da waren zwar noch das Auto und mein fester Wille, clean zu bleiben, aber durch die Konzentration auf diese negativen Mangel-Gedanken erschien mir mein ganzes Leben plötzlich anstrengend und öde. Das Glas war wieder halbleer statt halbvoll. Angefressen verabschiedete ich mich gegen halb zwei von der Runde. Dabei gab ich auch Rasmus die Hand und wünschte ihm einen guten Rutsch und ein frohes neues Jahr. „Pfft", machte er nur abwehrend und klagte erneut über das Dorf und die Leute. Und ergänzte: „Du hast ja wenigstens eine Perspektive."

Dieser eine Satz wirkte wie ein Zauberspruch. Von einem Moment auf den anderen waren meine negativen Gedanken wie weggeblasen. Es erschien mir, als ginge in mir die Sonne auf. Denn Rasmus hatte recht: ich hatte eine Perspektive. Ich hatte ihm von diesem Buch erzählt, an dem ich gerade schrieb. Dass ich nette Menschen kennen gelernt hatte. Interessante Frauen angesprochen. Wieder Gitarre spielte. Sport machte. Ich hatte allen Grund, gespannt und fröhlich auf das neue Jahr zu blicken. Auf einmal konzentrierte ich mich wieder auf das, was ich erreicht hatte, und wie stolz und glücklich ich damit war. Das war sozusagen an Ort und Stelle der Lohn des Durchhaltens. Denn dieses Gefühl, diese Erfolge hingen ja damit zusammen, dass ich mich eben nicht einfach gehen ließ. Mich eben nicht betrank. Eben nicht kiffte. Dieses cleane Leben, das mir eben noch als pures Durchhalten erschien, es hatte einen Sinn: es gab wieder etwas zu gewinnen. Das Glas war wieder halbvoll. Euphorisch fuhr ich nach Hause, und mir war klar: keine Droge dieser Welt könnte mir je so ein Glücksgefühl verschaffen.